E sua vida mudasse

Outros livros publicados por Christopher Kennedy Lawford:
Symptoms of withdrawal

Como editor:
Moments of clarity

Christopher Kennedy Lawford & Diana Sylvestre, MD
Tradução de Daniel e Denise Cooke

C sua vida mudasse

UM PACIENTE, UMA MÉDICA E UMA
HISTÓRIA DE VIDA CONTRA A HEPATITE C.

COM ESTA OBRA, APRENDA A:

- Identificar os riscos
- Entender os exames de hepatite C
- Conversar com o seu médico
- Conscientizar os outros sobre a doença

Apoio:

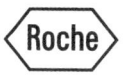

Inovando em saúde

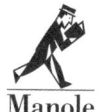

Manole

Título original em inglês: *Healing Hepatitis C*
Copyright © 2009 Christopher Kennedy Lawford e Diana Sylvestre

Logotipo: Copyright © Roche Brasil

Projeto gráfico e capa: Departamento de Arte da Editora Manole.
Editoração eletrônica: Departamento Editorial da Editora Manole.

Dados Internacionais de Catalogação na Publicação (CIP)
(Câmara Brasileira do Livro, SP, Brasil)

Lawford, Christopher Kennedy
 C sua vida mudasse : um paciente, uma médica e uma
história de vida contra a hepatite C /
Christopher Kennedy Lawford & Diana Sylvestre ;
[traduzido por Daniel e Denise Cooke]. -- Barueri, SP :
Manole, 2009.

 Título original: Healing hepatitis C.
 ISBN 978-85-98416-98-4

 1. Hepatice C - Tratamento I. Sylvestre, Diana.
II. Título.

09-11922
CDD-616.362306
NLM-WI 703

Índices para catálogo sistemático:
1. Hepatite C : Tratamento : Medicina 616.362306

Todos os direitos reservados.
Nenhuma parte deste livro poderá ser reproduzida,
por qualquer processo, sem a permissão expressa dos editores.
É proibida a reprodução por xerox.

A Editora Manole é filiada à ABDR – Associação Brasileira de Direitos Reprográficos.

Edição Brasileira – 2010

Direitos adquiridos em língua portuguesa para o Brasil pela:
Editora Manole Ltda.
Avenida Ceci, 672 – Tamboré
06460-120 – Barueri – SP – Brasil
Tel.: (11) 4196-6000 – Fax: (11) 4196-6021
www.manole.com.br
info@manole.com.br

Impresso no Brasil
Printed in Brazil

Este livro contempla as regras do Acordo Ortográfico da Língua Portuguesa de 1990, que entrou em vigor no Brasil em 2009.

São de responsabilidade dos autores as informações contidas nesta obra.

Àqueles cuja luta nos serviu de inspiração

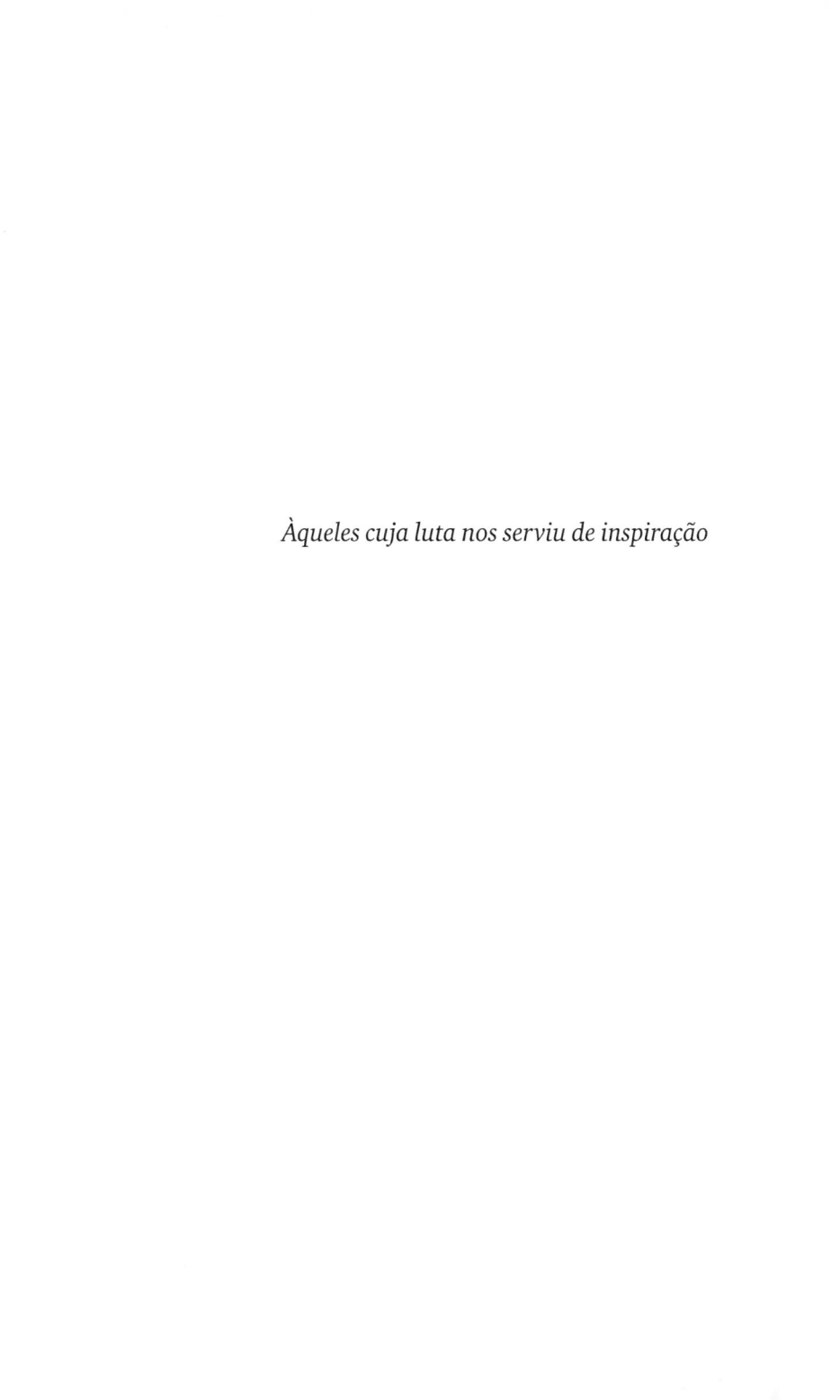

AUTORES

CHRISTOPHER KENNEDY LAWFORD é bacharel em Artes pela Tufts University e em Direito pela Boston College Law School, e possui mestrado em Psicologia Clínica pela Harvard Medical School. Trabalhou em Hollywood como ator, advogado, executivo e produtor, e seu primeiro livro, *Symptoms of withdrawal*, estreou na lista dos mais vendidos do *New York Times*. É também o editor do livro *Moments of clarity: voices from the front lines of addiction and recovery*. Ele vive em Marina Del Rey, na Califórnia.

DIANA SYLVESTRE, MD é médica pesquisadora e membro do Departamento de Medicina da University of California, em São Francisco. É formada pela Harvard Medical School, com especialização em Medicina Interna no Brigham and Women's Hospital – hospital universitário filiado à Harvard University – e em Medicina do Vício. Em 1998, fundou a O.A.S.I.S. (Organization to Achieve Solutions in Substance – Abuse), uma clínica médica comunitária sem fins lucrativos que oferece orientação e tratamento para pacientes com hepatite C, e da qual é Diretora Executiva. É presidente da California Hepatitis Alliance, organização estadual criada para desenvolver e fomentar políticas públicas de combate à hepatite viral, além de participar ativamente em várias outras organizações de combate à hepatite.

SUMÁRIO

Apresentação | XI
Prefácio | XIII
A Exposição à Hepatite C | 1
Entenda a Hepatite C | 21
Intervenções | 31
Decisões | 51
O Início do Tratamento | 65
A Continuação do Tratamento | 89
O Fim do Tratamento | 121
A Campanha contra a Hepatite C | 141
Recursos e Sites de Interesse Disponíveis nos Estados Unidos | 153
Associações de Pacientes e Sites de Interesse Disponíveis no Brasil | 165
Agradecimentos | 177
Índice Remissivo | 181

APRESENTAÇÃO

"Hepatite C? O que é isso?"
"Como peguei?"
"E quanto à minha família e aos meus amigos?"
"Existe tratamento?"
"Será que eu vou morrer?"

Estas são apenas algumas das perguntas que ouvimos o tempo todo: um de nós como paciente e o outro como médico, e ambos como orientadores e ativistas da causa da hepatite C. Embora mais de 4 milhões de pessoas nos Estados Unidos e quase 200 milhões de pessoas no mundo tenham hepatite C, ainda é difícil obter respostas simples e diretas sobre o assunto. Mas nós esperamos mudar isso com este livro.

Nossos caminhos se cruzaram por meio do interesse comum pela causa da hepatite C e da nossa convicção de que trabalhar com afinco na defesa de uma causa pode resultar em boas políticas na área de saúde. Além de ambos ocuparmos posições de liderança na California Hepatitis Alliance (CalHEP), uma organização norte-americana de âmbito estadual que busca melhorar a legislação californiana sobre a epidemia de hepatite viral, nos reunimos com frequência com o nosso governador e com outros legisladores a fim de educá-los sobre essa doença e influenciar as políticas de saúde do Estado.

Apesar de termos históricos de vida completamente diferentes, vimos que nossas jornadas pessoais ligadas à hepatite C possuíam paralelos significativos entre si. Nenhum de nós tinha a intenção de se tornar um especialista em hepatite C ou um ativista na campanha pela conscientização e tratamento da doença. Na verdade, nosso contato com a hepatite C foi mais uma luta imposta que um processo visionário, na qual nossa ignorância e frustração iniciais acabaram dando lugar ao crescimento, à esperança e ao sucesso. E para falar a verdade, nossa teimosia acabou sendo de grande ajuda nesta empreitada.

Este é um livro diferente sobre hepatite C, pois é como um bate-papo no qual discutimos as experiências, as lutas e os êxitos com a hepatite C que compartilhamos juntos. No entanto, apesar de estarmos falando um com o outro, na verdade, estamos falando com você, leitor. Você aprenderá sobre hepatite C da mesma forma que nós: de maneira gradual e mediante tentativas e esforços, tanto nossos quanto dos outros pacientes cujas lutas são relatadas aqui.

Ser portador de hepatite C pode ser uma experiência transformadora de "40 dias e 40 noites" – é dureza mesmo! No entanto, nesses depoimentos pessoais sobre a luta contra o estigma social, a falta de informação, o medo e a frustração, você também encontrará uma fonte de referência sobre informações médicas e sobre o tratamento: o que é hepatite C e o que ela causa; o que esperar durante o tratamento; como se comunicar com o seu médico; maneiras de conseguir o apoio que você precisa; e como se tornar um defensor desta causa, em seu nome e em nome de seus amigos e entes queridos. Mas, acima de tudo, nós queremos ajudá-lo a encarar o diagnóstico e o tratamento de frente e mostrar que é possível superar a hepatite C – e se curar – sem ter que entregar sua vida a ela.

Christopher Kennedy Lawford
Diana Sylvestre, MD

PREFÁCIO

O Livro *C sua vida mudasse* é fonte de entretenimento saudável com forte apelo à reflexão. Seus autores, Christopher Kennedy Lawford e Diana Sylvestre, criaram uma obra que merece a leitura de todos, sejam profissionais da área de saúde, pacientes ou seus amigos e familiares.

De forma singular, este livro nos traz um autêntico retrato dos bastidores da mágica relação médico/paciente. Também penetra fundo no universo do paciente perante o diagnóstico de uma doença crônica.

A hepatite C é uma endemia mundial ainda carente de campanhas de esclarecimento e divulgação e, talvez por isso, vítima de preconceitos.

Neste livro, não foi atribuído à hepatite C o papel de algoz do paciente; pelo contrário, o seu enfoque foi de renovação e descobertas de alguém que compartilhou com ela um momento de sua vida.

Esta obra nos faz repensar a relação médico/paciente como instrumento motivador para o médico e renovador para o paciente. Todos os que militam na área das doenças do fígado encontram nesta interessante leitura algumas similaridades com a sua prática profissional.

As situações relatadas já foram, seguramente, vivenciadas por todos nós, entretanto, raramente temos a oportunidade de percebê-las em sua sutileza. Este livro nos proporciona essa percepção, não raro perdida no meio da vida atribulada da maioria dos médicos e nos temores dos pacientes. Também nos permite reviver e analisar posturas, estimulando uma inquietude saudável para os que cuidam de vidas humanas.

Se o leitor se permitir, ele fará uma viagem ao passado de muitos médicos e pacientes, mas é no presente que atuará mais intensamente. Incentivará a avaliação crítica da relação com o doente e a doença, assim como a percepção daqueles que estão clamando pelos nossos serviços.

Além de interessante depoimento testemunhal, *C sua vida mudasse* ultrapassa as fronteiras de uma única doença. Penetra no universo da fantasia do paciente em relação ao seu agravo, dos seus medos, das suas fragilidades e também das forças que o próprio paciente desconhecia abrigar.

Trata-se de um instrumento educativo para médicos e pacientes de qualquer especialidade, mas, sobretudo, oferece uma história apaixonante, cujo desfecho é recompensador.

A amplitude do que é descrito neste livro e as consequências que surgiram de um paciente portador de hepatite C reforçam em cada um de nós a redescoberta de valores como a cidadania, a compaixão e o compromisso humanitário.

Aconselho uma leitura serena, acompanhada de profunda reflexão. Transportem-se ao universo dos autores, pois nele encontrarão alguma identidade.

Raymundo Paraná
Professor de Gastro-hepatologia da Faculdade de Medicina da Universidade Federal da Bahia (UFBA). Coordenador do Serviço de Gastro-hepatologia do Hospital Universitário da UFBA. Presidente da Sociedade Brasileira de Hepatologia

A EXPOSIÇÃO À HEPATITE C

"Vou lhe pedir exames de hepatite C e HIV." Foi o que o cara de jaleco branco, dr. Rob Huizenga, me disse após me examinar. Isso foi em 2000; ele era meu novo médico internista, e eu havia ido ao seu consultório por causa de um terçol no olho direito. Eu tinha acabado de voltar das filmagens do longa *Treze dias que abalaram o mundo*, numa selva das Filipinas, e queria ter certeza de que não havia pegado alguma doença estranha no olho. Já que estava lá, aproveitei para fazer um exame de rotina. Embora fosse minha primeira consulta, senti uma conexão imediata com o dr. Huizenga. Ele era um dos melhores internistas de Los Angeles e um tipo perfeito – forte, alto e loiro. Era como se Rutger Hauer tivesse se mudado para Los Angeles e feito medicina em vez de estrelar em *Blade Runner, o caçador de androides*. Seu *hobby* era a medicina esportiva, e ele havia sido o médico dos Los Angeles Raiders durante toda a temporada esportiva em Los Angeles, antes de retornarem a Oakland, a cidade à qual pertenciam. Ele era um cara sério; eu gostava dele e lhe tinha confiança – e isso foi muito importante para mim nos dezoito meses seguintes.

Eu sabia por que ele queria fazer aqueles exames. Eu estava sóbrio havia quinze anos após ter sido viciado em drogas e álcool durante os quinze anos anteriores. Usava utensílios de todo tipo: seringas, colheres, algodão, água – os quais também dividia com outros usuários. Era necessário fazer isso, e naquela época não sabíamos nada sobre as doenças sérias e crônicas relacionadas ao vício. A gente sabia que podia contrair uma doença bem desagradável, mas não fatal como a hepatite B, ou até mesmo morrer de endocardite, que é uma infecção na membrana que envolve o coração. Meu primo David sofreu disso durante anos antes de que o vício finalmente o matasse. Mas eu só fiquei sabendo dos perigos reais do meu comportamento de risco após largar as drogas e o álcool.

Fiquei sóbrio logo antes de o HIV começar a se disseminar, e naquela época as pessoas não estavam tão antenadas em relação à hepatite C. Mas eu já conhecia a hepatite. Sou o garoto-propaganda dessa doença. Peguei hepatite B aos vinte e poucos anos através de uma agulha contaminada e passei uma semana horrível na casa da minha avó em Palm Beach, achando que ia morrer e desesperado para melhorar e poder retomar o que eu estava fazendo. Depois disso, cinco anos após ter abandonado o vício, fui introduzido ao terrível vírus da hepatite A por meio de uma deliciosa salada de atum que comi numa reunião na hora do almoço com outros viciados em recuperação, em Santa Monica. Na época eu não sabia, mas a hepatite A se espalha principalmente por má higiene. Por exemplo, cozinheiros infectados que não lavam as mãos após ir ao banheiro podem passar minúsculos pedaços de fezes infectadas para uma folha de alface e, dessa forma, transformar uma simples salada de atum em uma arma biológica. Bom apetite!

Depois de cinco anos sóbrio, comecei a ouvir falar de uma nova letra no alfabeto da hepatite: a hepatite C. Alguns dos meus companheiros de reabilitação do vício haviam sido diagnosticados com hepatite C, e isso não soava bem. Nas reuniões, eu ouvia rumores de que essa nova doença corroia o fígado e mandava muita gente para a fila de transplante – ou até matava. Existia tratamento, mas ninguém falava nele com muito entusiasmo. Quando dois amigos dos meus tempos de usuário foram diagnosticados com hepatite C, eu comecei a ficar com medo. Se meus amigos tinham essa doença, talvez eu tivesse também. Um deles começou a se tratar, e isso foi logo no começo, quando o tratamento consistia em injetar na coxa um remédio chamado interferon, diariamente ou várias vezes por semana. Depois de passar seis meses em depressão e com a sensação de estar sempre gripado, meu amigo foi informado pelo médico de que o tratamento não havia funcionado.

A experiência desse amigo me deu a impressão de que o tratamento era pior que a doença, o que me deixou aterrorizado e convencido de que eu jamais deveria fazer um exame de hepatite C. No entanto, cada vez que encontrava com aqueles caras, meu medo voltava à tona e eu começava a falar comigo mesmo. Toda vez que fico com medo começo a falar sozinho. Quer dizer, não é bem assim. O que acontece é que as vozes na minha cabeça começam a falar entre si e eu entro numa viagem assustadora. Essas vozes dominaram a minha mente durante os onze meses de tratamento de hepatite C. Elas faziam piadinhas idiotas para afugentar o medo e estavam completamente por fora dos procedimentos médicos – incluindo transplante de fígado. E uma delas era totalmente contra a ideia de tratamento.

Chris viciado

Para que fazer o exame? Eu não quero ter que injetar um remédio horrível na perna todo dia, que vai fazer a gente se sentir um lixo e que provavelmente não funcionará de qualquer jeito!

Chris sóbrio
A gente deveria fazer o exame. Essa doença pode matar!

Chris viciado
Deixa disso! Nossa aparência está ótima, a gente está se sentindo bem, não estamos doente. Conseguimos nos safar de mais uma, cara!

Chris sóbrio
Mas e se a gente estiver doente?

Chris viciado
Aí vamos para o zoológico procurar um babuíno pra nos doar um fígado...

A vontade do Chris sóbrio acabou prevalecendo, e comecei a pensar seriamente em fazer o exame. Como eu tinha um amigo da faculdade que era médico de pronto-socorro, aproveitei para lhe pedir que solicitasse um exame de hepatite C para mim. Eu não queria ir a um médico desconhecido e ter que explicar por que achava o exame necessário. Apesar de lidar abertamente com o meu vício, naquela época ainda sentia um pouco de vergonha e medo, pois hepatite C era uma doença séria, potencialmente fatal e sobre a qual eu não sabia quase nada. Será que eu era contagioso? Será que me transformaria em um pária? Minha barriga ficaria inchada por causa da falência hepática, e eu ficaria cada vez mais amarelado? Droga! Isso não era bom. Eu sentia como se o meu passado estivesse me alcançando, depois de tantos anos de sobriedade. Será que isso era um castigo pela minha juventude desregrada? Meu amigo médico solicitou um exame de sangue e uma semana depois me disse: "Você está bem. Não tem nada." Que alívio! O Chris viciado estava certo – tínhamos nos safado de mais uma.

Depois de descartar a possibilidade da hepatite C, comecei a me preocupar com a AIDS. Mas se eu já tinha medo de fazer o exame de hepatite C, imagine então o de HIV. Mas eu achava que não tinha nada, pois pelo que me lembrava, a última vez que eu enfiara uma seringa no braço havia sido em 1981, quando os primeiros casos da doença, que depois seria identificada como AIDS, começaram a aparecer nos EUA. Mas vamos esclarecer uma coisa: viciados têm péssima memória, por isso eu continuava com medo de ter ficado sóbrio só para acabar morrendo de AIDS alguns anos depois. Teria sido a reviravolta perfeita na minha história, o final irônico de uma vida privilegiada, à qual eu não havia dado o devido valor ou aproveitado como devia.

Dez anos após o meu exame de hepatite C no pronto-socorro, eu disse ao dr. Huizenga: "Nunca fiz um exame de AIDS e provavelmente deveria fazê-lo. Mas não se preocupe com a hepatite C, porque eu já fiz o exame e não tenho nada."

Felizmente, estava lidando com um médico que não me deixaria escapar de algo importante assim. Nós tínhamos acabado de falar sobre o meu histórico e ele não se deixou convencer.

"Apesar de os seus exames de função hepática não apresentarem nenhuma alteração, eles estão um pouco altos. Normalmente não é necessário refazer o exame, mas considerando o seu histórico, eu acho que seria uma boa ideia."

"É verdade, meus exames de função hepática sempre foram um pouco altos. Mas isso é normal para mim. Tem sido assim há anos." Esta era outra razão por que eu achava que o meu fígado estava bom. Quando eu bebia e usava drogas, os médicos sempre me diziam que minhas funções hepáticas estavam um pouco elevadas. E eu sempre achei que fosse por causa do vício e que quando ficasse sóbrio, os níveis voltariam ao normal. Um normal mais para alto, mas, ainda assim, normal.

"Tudo bem", disse ele. "Mas então faça os exames por mim. Quero ver os resultados com os meus próprios olhos."

A decisão de escolher um médico que soube lidar com o meu passado e de contar-lhe toda a verdade havia sido acertada. Tenho certeza de que veio daí sua insistência em me examinar – e isso provavelmente salvou a minha vida. Rob me disse depois que se estivesse pedindo exames somente para pacientes com função hepática fora dos limites normais, eu não teria me enquadrado.

Eu tirei sangue para os exames e, depois disso, meio que esqueci que dentro de um laboratório no Westside de Los Angeles, no subsolo de algum edifício, um técnico estaria analisando o meu sangue em busca de duas doenças potencialmente fatais. Afinal, eu tinha quase certeza de que não tinha AIDS e sabia que não tinha hepatite C.

Duas semanas depois, recebi um telefonema do dr. Huizenga. "Eu tenho boas e más notícias." Sejamos francos: quando um médico liga dizendo que tem boas e más notícias, já sabemos que a situação não é das melhores.

Uma das características do viciado é buscar satisfação imediata antes de lidar com coisas desagradáveis.

"Qual é a boa notícia?", perguntei.

"Você não tem AIDS", respondeu o dr. Huizenga.

"Que bom", disse eu. "E qual é a má notícia?"

"Você tem hepatite C."

"Você só pode estar brincando!"

O Chris não foi o único a se enganar a respeito da hepatite C no começo. Eu também me enganei – e quero deixar isso bem claro desde já. Não sou uma médica especialista em hepatite C, e sim que trata pacientes com hepatite C. Essa distinção pode parecer sem sentido, mas para mim ela é fundamental em todos os aspectos na área em que atuo. Isso significa o seguinte: não sou qualificada em hepatologia e nem pertenço "ao clube". Sou especialista em medicina do vício e não entrei nisso porque estava ávida por seguir o programa de treinamento tradicional e combater o vírus da hepatite C. A verdade é que meu primeiro contato com essa doença deve ter sido igual ao seu: não tive outra escolha.

Os pacientes com hepatite C dos quais gosto de tratar são os tipos rejeitados pela sociedade e pelo sistema médico tradicional. São pobres, sem plano de saúde, doentes mentais e sem-teto. Muitos que aparecem em minha clínica usam drogas há décadas. Apesar disso, essas pessoas têm dentro de si calor, gratidão e honestidade que, por razões óbvias, não enxergamos à primeira vista. E o único motivo que me levou a tratar de um número grande de pacientes com hepatite C foi pura e simples falta de opção. Eu não tive escolha, afinal ninguém mais queria fazer isso naquela época. Portanto, se você não quiser ler sobre este tipo de paciente com hepatite C, talvez seja melhor parar por aqui.

A minha história começa em 1995. Eu tinha acabado de começar num emprego no qual fazia a admissão de pacientes em um programa de tratamento para viciados em San Leandro, na Califórnia. A diretora da clínica era a dra. Carolyn Schuman, e sua iniciativa enquadrava-se em programas de tratamento comunitário sem fins lucrativos e que se importavam de verdade com seus pacientes. Na época, eu não sabia muito sobre como cuidar de viciados em drogas e achava que aquela experiência poderia ser algo desafiador e interessante.

Infelizmente, como muitos programas de tratamento de viciados para pessoas carentes, as instalações eram precárias e deprimentes. O chão estava rachado ao meio no local onde o prédio, que originalmente era formado por duas casas, foi equipado. As paredes eram descascadas e arranhadas, e as janelas estavam cobertas por crostas de poeira e teias de aranha. As portas não fechavam direito e às vezes emperravam. O banheiro fedia feito banheiro de estação de ônibus, e um galão de desinfetante despejado no chão – minha primeira contribuição ao lugar – praticamente não fez diferença nenhuma. Eu entendi que quando se é pobre e viciado, você não reclama por coisas assim. Ninguém vai embelezar o ambiente só para que você possa frequentá-lo. E ao entrar num programa de tratamento, você diz para si mesmo: "isto é o que eu mereço".

Meu trabalho era entrevistar novos pacientes, fazer um exame físico e checar os exames de sangue básicos a fim de garantir que estava tudo bem e que era seguro começar o tratamento – como se houvesse alguma outra alternativa que pudesse ser considerada mais segura. Como os pacientes em abstinência não se sentem bem, eu tinha que fazer os exames físicos e as entrevistas o mais rápido possível e deixar para olhar os resultados dos exames de laboratório depois, quando estivessem disponíveis.

Mas ao analisar os resultados, eu me deparava continuamente com um dado incomum. "O que está acontecendo com esses exames de fígado?", perguntava a mim mesma. Todos os meus novos pacientes apresentavam enzimas hepáticas elevadas – isso era um problema, mas não sabíamos exatamente qual. Anormalidades nas enzimas hepáticas podem significar um milhão de coisas diferentes, mas as que eu havia visto eram sutis e intermitentes e, na maioria dos casos, estavam presentes havia anos sem chamar a atenção. Poucos pacientes haviam sido informados de que seus exames haviam revelado resultados anormais, e como sua principal preocupação naquele momento era abandonar o vício, eles pareciam não se importar. Será que o álcool havia causado isso? Heroína? Cocaína? Eu não fazia ideia.

Ainda estremeço só de pensar que a hepatite C estava bem na minha frente e eu não percebera. Durante os meus anos de formação e treinamento em medicina interna na Harvard Medical School e no Brigham and Women's Hospital, em Boston, nós sempre víamos pacientes com uma doença estranha designada como "hepatite não-A e não-B". Eles haviam recebido transfusões de sangue, eram hemofílicos ou haviam feito cirurgia cardíaca. Nós os deixávamos passar, pois não havia muito que fazer a respeito. Durante quinze anos, chamamos a doença por aquele nome estranho, porque apenas sabíamos o que ela não era – nem hepatite A nem B. E apesar do grande número de pesquisadores na área, ainda não se sabia ao certo o que era.

Então, em 1989, o código foi decifrado. dr. Michael Houghton e seus colegas em uma companhia de biotecnologia chamada Chiron, em parceria com o Centers for Disease Control (CDC) em Atlanta, conseguiram clonar o vírus da "hepatite não-A e não-B", e a doença finalmente recebeu o nome pelo qual se tornaria conhecida: hepatite C. Foi uma grande proeza científica, porque na época o vírus nunca havia sido visualizado, nem cultivado em laboratório ou sido imunologicamente definido. Os drs. Houghton e Harvey Alter, do National Institute of Health (NIH), receberam o Lasker Award – um dos prêmios científicos mais prestigiados do mundo – por suas descobertas sobre a hepatite C. Este era um trabalho muito importante, e eu o havia acompanhado de perto.

Nos três anos seguintes, enquanto eu era bolsista no programa de imunologia molecular do Sloan-Kettering Institute, em Nova York, a incrível descoberta levou ao desenvolvimento de um exame de diagnóstico para hepatite C com um alto grau de precisão. Em 1992, começaram a ser realizados testes universais nos bancos de sangue dos EUA, pois até então a hepatite C era considerada uma consequência muito comum da realização de transfusões de sangue. Apesar das melhorias subsequentes na coleta de sangue e nos testes –

como o fim dos doadores pagos; a implementação, em 1972, do teste obrigatório para detectar a proteína do vírus da hepatite B; e, a partir de 1987, a rejeição de doadores cujo sangue indicasse anormalidades nas enzimas hepáticas ou sinais de exposição prévia à hepatite B –, um em vinte receptores de transfusão de sangue ainda era infectado.

O número de pessoas que haviam sido expostas à "hepatite não-A e não-B", agora chamada de hepatite C, era enorme: só nos EUA, eram cerca de quatro milhões. E este triste fato havia desviado a atenção, inclusive a minha, do impacto ainda maior que a doença tinha nos pacientes nos quais se prestava pouca atenção: os usuários de drogas injetáveis.

Até hoje, muita gente automaticamente associa a hepatite C ao uso de drogas e, por essa razão, não se dá conta de que muitas outras pessoas foram expostas à doença de outras maneiras. E esse triste mal-entendido acaba levando muitos a deixarem de fazer os exames. Na verdade, alguns anos antes dos testes obrigatórios nos bancos de sangue nos EUA, quase 200 mil novos casos de hepatite C apareciam anualmente no país – muitos dos quais contraídos por transfusão de sangue.

O que muita gente não sabe é como as duas formas de transmissão se inter-relacionam: por exemplo, era comum oferecer a detentos uma redução na pena em troca da doação de uma unidade de sangue. Muitos haviam sido presos por infrações relacionadas a drogas e é claro que ficavam felizes em doar sangue em troca de algo vantajoso. Infelizmente, por serem usuários de drogas, muitos deles estavam infectados com hepatite C. Este episódio foi o resultado de uma combinação acidental de ignorância científica com uma política ineficiente de combate às drogas, que prendia os usuários em vez de os tratar. Um dos meus pacientes com hepatite C mostrou-me com orgulho seu cartão de doador da prisão. Ele havia doado 8 litros de sangue.

No entanto, existem outras formas de contrair hepatite C. Embora o contato sexual não seja uma forma muito comum de transmitir o vírus de pessoa para pessoa, cerca de 15% dos casos documentados foram transmitidos assim. É um número grande, se considerarmos o total inicial de quatro milhões de pessoas. A hepatite C também pode ser passada de mãe para filho no momento do parto, e por ferimentos causados por agulhas e objetos similares. No entanto, em 10% dos casos não sabemos a causa certa.

Nos anos que antecederam os testes nos bancos de sangue, houve tantos casos novos de hepatite C por ano que nem mesmo profissionais como eu notaram seu grande impacto nos usuários de drogas. Como a hepatite C é transmitida com facilidade mesmo por meio de pequenas quantidades de sangue, mais de 90% dos usuários e ex-usuários de drogas injetáveis em algumas clínicas, incluindo a minha, haviam sido expostos. No entanto, como muitos outros profissionais de saúde, eu simplesmente não estava prestando atenção nisso. Os viciados não faziam parte do meu trabalho na época, e mal sabia eu que eles acabariam me ensinando tudo o que eu precisava saber sobre hepatite C.

Aquela não fora a primeira vez que o dr. Huizenga dava más notícias a um paciente – isso fazia parte do seu trabalho. Ele foi firme, direto e já estava pronto para traçar um plano de ação. Eu, por outro lado, fiquei atônito.

Chris viciado

Boa, Chris. Você sobreviveu ao vício, se reabilitou e agora vai morrer de uma doença que pegou há vinte anos.

Chris sóbrio

Eu não vou morrer. Deve ter havido algum engano.

Chris viciado
Não tenha tanta certeza disso, meu amigo. Você não foi muito cuidadoso nos seus anos de porra-louquice. Eu ouvi dizer que essa hepatite C é uma porcaria... câncer do fígado, cirrose... Não parece ser muito divertido. Lembra como o seu pai ficou todo amarelado e com dor antes de morrer? A cirrose transformou o fígado dele em um pedaço de papelão ondulado.

Chris sóbrio
Ainda bem que fui eu quem falou com o médico e não você. Você teria mentido para ele.

Chris viciado
De que adiantou a gente falar a verdade? Temos uma doença incurável e agora estamos tremendo de medo!

Eu fiz as vozes se calarem para que pudesse falar com o dr. Huizenga.
"Como é possível? Eu fiz o exame anos atrás e deu negativo."
"Eles erraram, Chris. Mas talvez não tenha sido culpa do médico. Os diagnósticos não eram muito precisos naquela época, mas agora são bem melhores."
"Mas eu não me sinto doente, estou bem. De verdade." Eu estava tentando convencer a ele e a mim mesmo de que estava bem.
"Isso não é incomum. Muita gente com hepatite C não tem sintomas. Às vezes sentem um pouco de fadiga e só, até o vírus começar a causar danos significativos no fígado. Você tem andado cansado?", perguntou ele.
"Tenho", disse eu.
"Cansado quanto?", insistiu o dr. Huizenga.

"Bem, doutor, eu tenho 45 anos, três filhos, sou ator, produzo quadros em um programa de notícias e entretenimento e estou tentando montar minha própria empresa a ponto.com, – é claro que estou cansado. Quem não estaria? Eu não sei quanto; diria que é um cansaço normal, como o de todo mundo. Mas não um cansaço de hepatite C, de jeito nenhum", respondi, com a esperança de estar certo.

Mas eu estava vendo no prontuário na minha frente: "Lawford, Christopher: Exame para detectar anticorpos da hepatite C: Reagente."

"Talvez alguém tenha cometido um engano. Esses laboratórios erram o tempo todo, não? E se o exame anterior que deu negativo estiver certo, e esse errado? Acho que outro médico também me disse uma vez que eu não tinha hepatite C. Não posso afirmar se foi isso mesmo, mas mesmo assim, como é possível dois médicos terem errado assim?"

Com seu jeito calmo e direto, o dr. Huizenga explicou que os resultados do exame solicitado por ele estavam corretos e que eu não deveria culpar os outros médicos por terem dito que eu não estava doente, pois desde então os exames de hepatite C haviam se tornado bem mais precisos. E como os resultados dos meus outros exames de sangue estavam normais, ninguém havia achado necessário pedir novos exames. Muitas pessoas acreditam que, caso tenham hepatite C, os resultados dos seus exames de enzimas hepáticas serão anormais; mas, com muita frequência, não é isso que ocorre. Muitos pacientes com hepatite C vão ao médico, mas não contam que fazem parte de um grupo de risco; assim, em vez de solicitar o exame específico de hepatite C, os médicos pedem exames de sangue normais, que não acusam nada. Por isso, o vírus da hepatite C passa despercebido por anos, e até mesmo por décadas. Essa é uma das razões de a hepatite C ser chamada de a "doença silenciosa".

Eu penso muito no que aconteceu naquela época, em como foi duro ouvir que eu tinha hepatite C mesmo achando que estava preparado para aquilo. Mas por mais difícil que tenha sido, estou convencido de que minha honestidade provavelmente salvou a minha vida. Apesar de mais de quatro milhões de pessoas nos EUA terem sido expostas à hepatite C – quatro ou cinco vezes mais do que à AIDS –, ainda existe muita falta de informação e vergonha com relação à doença. Por causa disso, a maioria das pessoas infectadas não sabe que está doente. A minha experiência pessoal de reabilitação do vício mostrou que tentar ajudar outras pessoas pode diminuir a vergonha que a gente sente e mudar radicalmente a nossa relação com a doença. Eu vivi isso durante a reabilitação e estou vivendo de novo com a hepatite C. Ambas as condições carregam um estigma social e a vergonha de falar no assunto. Toda vez que eu faço uma palestra, menciono que tive hepatite C e que estou curado. Há algum tempo, durante uma conferência sobre reabilitação de viciados, uma mulher me disse: "Não acredito que você falou sobre isso!" E eu respondi: "Sobre o quê?" "Hepatite C", disse ela, "Eu tenho essa doença, mas não conto a ninguém."

Isso é uma loucura. Ter hepatite C não é motivo de vergonha, e o diagnóstico pode salvar a sua vida. Hoje em dia, muita gente como eu, que foi diagnosticada a tempo, se cura com o tratamento. Quem se importa com o modo como você pegou a doença? Seja por transfusão de sangue, uma aventura sexual ou, como no meu caso, pelo uso de drogas na juventude, o mais importante é fazer um exame.

Também é importante falar no assunto. Eu gosto de falar sobre as coisas que são importantes para mim. Gosto de falar sobre o vício e sobre a hepatite C, porque são coisas que conheço e entendo. Eu quero lutar de frente contra a vergonha e a falta de informação porque elas afetam a maneira como nós lidamos com a doença. Apesar de existirem quatro milhões de pessoas infectadas nos EUA, a hepatite C continua fora das esferas de atuação política, pública e nacional. Alguns Estados criaram planos de ação para lidar com essa epidemia, mas as chances de conseguir financiamento para executá-los são mínimas. Não há predisposição por parte dos políticos para tratar desse problema, apesar de ele estar crescendo cada vez mais. De acordo com estimativas do CDC, a cada ano aparecem mais de 20 mil casos de infecção por HCV, e pesquisas recentes estimam que 20 mil pessoas morrerão por ano de hepatite C em 2030. Mas como a maioria dos novos casos ocorre entre usuários de drogas, será difícil chamar a atenção da sociedade para o problema. E no resto do mundo não é diferente. Fora dos EUA, quase 200 milhões de pessoas estão expostas à hepatite C. Durante um jantar em Washington DC, sentei-me ao lado de um especialista em doenças do fígado que trabalha no Egito, e ele me disse que há a suspeita de que 15% da população egípcia tenha hepatite C. Eu aprendi muito sobre essa crise na saúde pública, e esse conhecimento me motivou a tentar encorajar legisladores, profissionais da área de saúde e a população em geral a aprender – e fazer – mais sobre o assunto.

Porém, naquele dia, enquanto eu ouvia o diagnóstico de hepatite C do meu novo médico, nada disso passava pela minha cabeça. Eu não estava pensando sobre estigma social, ativismo ou políticas de saúde. Eu só pensava que acabara de ser diagnosticado com uma doença que poderia me matar e não tinha ideia do que fazer quanto a isso.

Não seria lógico que a existência de mais de quatro milhões de portadores do vírus da hepatite C nos EUA e de cerca de 200 milhões de pessoas expostas à doença no mundo inteiro chamasse a atenção para o problema? E que isso fizesse com que o estigma sumisse, o diagnóstico de hepatite C não fosse motivo de tanto alarme e que os sistemas de saúde tentassem usar armas mais eficientes contra essa epidemia?

Sim, seria lógico. No entanto, essas coisas levam tempo. Faz apenas vinte anos que o genoma do vírus da hepatite C foi clonado e identificado. Vamos fazer uma comparação com a tuberculose: Robert Koch isolou o bacilo da tuberculose em 1883, mas foi só em 1944 – há mais de 60 anos – que se descobriu que o antibiótico estreptomicina era eficaz contra a doença. E mesmo assim a tuberculose continua se espalhando. Em 2005, a Organização Mundial de Saúde (OMS) estimou que havia mais de 14 milhões de casos de tuberculose no mundo e que 1,6 milhões de pessoas haviam morrido da doença. Da mesma forma, apesar de o espiroqueta Treponema pallidum ter sido identificado como o agente causador da sífilis em 1913 pelo dr. Hideyo Noguchi, no Rockefeller Institute em Nova York, a penicilina só começou a ser usada contra a doença em 1943. E isso acabou com a sífilis? De jeito nenhum. Apesar do tratamento eficaz, em 1999 ainda havia quase 12 milhões de casos no mundo.

Comparadas com os trabalhos realizados sobre outras doenças infecciosas, as pesquisas sobre hepatite C realizaram um progresso incrível. A palavra que eu usaria para designar os avanços na compreensão da biologia da hepatite C e no desenvolvimento de tratamentos eficazes é "surpreendente". Hoje em dia, mais da metade dos pacientes que fazem tratamento de hepatite C são curados – e eu não consigo pensar em nenhuma outra infecção viral cujo índice de cura se aproxime disso.

No entanto, em se tratando do sistema de saúde sempre há uma defasagem. Eu mesma sou um exemplo disso. Sem saber na época, *quando comecei a trabalhar com viciados em drogas, os prontuários médicos de quase todos os pacientes que eu examinava mostravam hepatite C. Só que eu não enxergava isso. Embora 70% dos novos casos de hepatite C estivessem relacionados aos pacientes que eu tratava todos os dias, nos meus primeiros meses de atuação a minha única preocupação era tratar do vício. Apesar de exames subsequentes mostrarem que 90% dos meus pacientes haviam sido expostos à hepatite C, eu estava sobrecarregada com casos não diagnosticados, malconduzidos ou que necessitavam de cirurgia ou tratamento psiquiátrico e que na época eu simplesmente encaminhava a outros médicos. Sem contar os problemas com os sem-teto, violência, desemprego e pobreza – a lista era interminável. Outro motivo pelo qual a hepatite C é chamada de a "doença silenciosa", como o Chris mencionou, é que outros problemas conseguem chamar mais a nossa atenção.*

No entanto, o enfoque médico mudou hoje em dia – assim como eu mudei quando finalmente percebi o óbvio: era hepatite C, sua burra! O que aconteceu com o Chris também aconteceu com muitos dos meus pacientes: eles foram ao médico, fizeram o exame, mas o diagnóstico veio negativo. E apesar de as coisas terem melhorado desde então, ainda existe muita falta de informação por aí.

Um dos melhores exemplos disso é o que aconteceu com o Chris. "Não, você não tem nada, suas enzimas hepáticas estão normais." Agora nós sabemos que isso não é verdade, mas há muitos médicos que ainda cometem esse erro. Como a hepatite C se desenvolve no fígado, a maioria das pessoas surpreende-se ao saber que apenas 15% dos exames de sangue feitos em portadores da doença apresentam anormalidades nas dosagens de enzimas hepáticas. Em metade dos pacientes restantes, as dosagens poderão ser mais altas ou mais baixas, normais ou não. E no resto? As enzimas hepáticas aparecem normais, não importa quantos exames você faça. E se você não pedir um exame específico de hepatite C, a doença não será identificada. Como não é possível fazer os diagnósticos através dos exames de sangue de rotina que os médicos pedem, o exame de hepatite C é recomendado para todos os pacientes com histórico de risco.

A lista de fatores que causam a doença é extensa, mas existe um fator principal: o sangue. Transfusões de sangue ou transplantes de órgão realizados antes de 1992, que foi o ano em que começamos a testar os bancos de sangue; transfusão de proteínas purificadas do sangue, como fatores de coagulação; pacientes que fazem hemodiálise há muito tempo e que foram expostos ao sangue de outras pessoas através dos aparelhos de hemodiálise; profissionais de saúde que tenham sofrido ferimentos por agulha; filhos de mães com hepatite C; portadores do vírus HIV; e relações sexuais com parceiro infectado (afinal, ninguém pergunta sobre isso) são alguns dos meios pelos quais a doença pode ser transmitida. E, como já comentamos antes, também pelo uso de drogas injetáveis, incluindo substâncias consideradas não narcóticas e que estão bastante em voga, como anabolizantes e hormônios de crescimento – e isso se aplica também às pessoas que injetaram uma única vez há muitos anos.

A transmissão pelo sangue é muito fácil. Na verdade, existe evidência de que o HCV pode ser transmitido pelo uso intranasal de cocaína e por cachimbos de crack, por meio de pequenas gotas de sangue grudadas no canudo ou no cachimbo. Teoricamente, também é possível o contágio por meio de tatuagens feitas com agulhas contaminadas e de escovas de dente, navalhas ou até mesmo alicates de unha, já que todos esses objetos podem conter gotículas de sangue. Quando me deparo com pessoas que dizem que não fazem parte de um grupo de risco, me pergunto: "De que planeta você é?"

Ao olhar essa enorme lista de fatores que podem promover a transmissão de hepatite C, fica difícil entender por que a doença ainda carrega um estigma social tão forte. Isso não faz sentido. Além *disso, há ainda todas as maneiras pelas quais a hepatite C não é transmitida, como abraçar, beijar e compartilhar copos e talheres. Na verdade, até mesmo a maioria dos fatores de risco mencionados até agora não transmite o vírus tão facilmente. Por exemplo, a transmissão por relações sexuais ocorre em menos de 2% das relações monogâmicas estáveis. Por isso, preservativos só são recomendados no início do relacionamento, ou quando o indivíduo tenha vários parceiros sexuais ou outra doença sexualmente transmissível. E a transmissão de mãe para filho no parto só ocorre em 5% dos casos. A verdade é que o vírus da hepatite C é bem frágil, pois ele pode ser morto por água sanitária e não consegue sobreviver nas superfícies por mais de quatro dias. Ou seja, a hepatite C não é o tipo de doença que deveria causar pânico – mas também não deveria ser ignorada.*

ENTENDA A HEPATITE C

Embora respeitasse o dr. Huizenga e lhe tivesse confiança, eu achava que ele estava exagerando. "Você precisa consultar um hepatologista", disse ele.

"Hepatologista? O que é isso?", perguntei, enquanto pensava por que ele estava me mandando procurar um profissional cujo nome soava como o de um especialista em cobras? Então descobri que hepatologistas são especialistas em doenças do fígado e que não existem muitos por aí – afinal, ninguém chega a ficar muito rico se especializando em doenças do fígado, principalmente hepatite C.

O dr. Huizenga encaminhou, para um hepatologista chamado dr. John Vierling, no hospital Cedars-Sinai, em Los Angeles. Ele era um cara grande, robusto e inteligente. Parecia um Papai Noel sem barba, e a parede de seu consultório era repleta de diplomas. Quando eu fazia uma pergunta, ele geralmente ria antes de responder. Mas não era uma risada do tipo "que pergunta idiota", e sim do tipo "não se preocupe, eu estou dez passos à sua frente". E isso ajudou a me acalmar.

A primeira coisa que o dr. Vierling me disse foi: "Você deve estar doente há mais ou menos vinte anos", e isso me chocou.

"Então eu não deveria estar morto?", perguntei.

"Poderia, mas felizmente não está."

Gostei desse cara.

Como vim a descobrir depois, a hepatite C não é o tipo de doença que vai perfurando o fígado logo no início. Na maior parte dos casos, nos primeiros 20 anos não aparece nenhum sintoma sério. É depois desse período que as pessoas começam a desenvolver cirrose e câncer no fígado, e embora nem todos apresentem esse quadro, é assim que a doença costuma se manifestar.

"Seja sincero comigo, doutor. Eu vou morrer?"

"Chris, a hepatite C pode ter consequências muito sérias. Mas não vamos nos precipitar. Em primeiro lugar, precisamos determinar se o vírus ainda está no seu sangue."

Dr. Vierling solicitou outro exame de sangue, só para ter certeza de que eu realmente estava doente. Nem sempre o vírus da hepatite C fica no organismo depois que somos expostos a ele. Uma entre quatro pessoas elimina o vírus naturalmente, e mesmo se ele não estiver mais presente no organismo, o exame continuará dando positivo. O motivo disso é que o exame só detecta anticorpos, que são como as pegadas deixadas por uma infecção anterior. E no caso da hepatite C, é preciso verificar se o vírus ainda está no organismo, pois se ele não estiver, você não precisará de tratamento, não ficará doente, nem transmitirá a doença.

Como sou otimista por natureza, essa nova informação me fez acreditar novamente que eu não tinha hepatite C.

Chris sóbrio

Eu sabia. Estou bem – esses médicos são uns exagerados. Deus não teria me salvado do vício para depois me matar de hepatite C.

Chris viciado
Não tenha tanta certeza, cara! Esse tipo de coisa acontece.

Mesmo o Chris sóbrio sabia que a probabilidade de eu não estar doente era mínima – e foi isso mesmo que aconteceu. O dr. Vierling confirmou que eu estava mesmo com hepatite C – e era do tipo ativa crônica, e não aquela inofensiva sem efeitos adversos.

Mas a boa notícia era que eu tinha o genótipo 2, que era mais fácil de tratar do que o genótipo 1 e do que outras cepas do vírus. Naquela época, um paciente com genótipo 2 tinha mais de 70% de chance de obter uma resposta virológica sustentada (RVS), ou seja, a erradicação total do vírus. O índice para o genótipo 1, que é o tipo mais comum, era de menos de 40%.

Foram más notícias, seguidas de boas notícias, seguidas, por sua vez, de mais más notícias.

"Você deveria fazer uma biópsia para termos uma ideia de como está o seu fígado", disse o dr. Vierling.

"Não gostei dessa ideia, doutor. Biópsia não quer dizer fazer um corte para arrancar um pedaço do meu fígado?", perguntei.

O dr. Vierling deu aquela risada que queria dizer "não se preocupe, está tudo sob controle".

"Não, Chris. Esta biópsia é feita com uma agulha que nós introduzimos no fígado para remover um pedaço bem pequeno de tecido."

A ideia de enfiar uma agulha longa dentro de mim para tirar um pedaço de um dos meus órgãos vitais, não importa o quão pequeno fosse, também não me agradava nem um pouco. Eu preferia que o meu fígado continuasse quietinho no seu lugar.

Receber os resultados dos exames de hepatite C é uma experiência desconcertante, pois primeiro você tem a doença, depois não tem. Ou talvez você não tenha, mas provavelmente tenha sim. Parabéns, você tem hepatite C do tipo "bom"! Mas espere aí, será que isso existe?

Quando vimos pelo que o Chris passou, não é de surpreender que as pessoas fiquem confusas. Portanto, vamos esclarecer alguns pontos: quando a hepatite C surgiu, só existia um tipo de exame. Era aquele usado para testar os bancos de sangue e que detectava o vírus da hepatite C através da presença de anticorpos. Todos nós pegamos infecções durante a vida, que são combatidas pelo nosso organismo. No entanto, essas infecções deixam rastros na forma de anticorpos, que em sua maioria são pequenas proteínas úteis que nos protegem contra outras infecções. Esta é uma das principais razões por que só pegamos sarampo e caxumba uma única vez.

Detectar anticorpos é um procedimento simples, e por isso até hoje os exames de hepatite C ainda procuram anticorpos no organismo. Os exames atuais de hepatite C são parecidos com os primeiros que foram realizados, com a diferença de que são bem mais sensíveis, além de serem relativamente baratos. Essas são as características ideais para um exame clínico – e, lembre-se, esses exames são feitos não só em pacientes, mas em cada uma das 15 milhões de unidades de sangue que são doadas nos EUA por ano. Erros custam caro, e o preço em dólares seria muito alto.

Podemos citar minha pequena clínica como um exemplo de como os gastos básicos com hepatite C vão se acumulando. Nós já fizemos exames de hepatite C em cerca de 3.500 pessoas, porque a maioria que procura a clínica faz parte do grupo de risco. O laboratório nos cobra 8 dólares por exame – os quais não incluem o tempo que gastamos ou os materiais que usamos para coletar e processar o sangue. A estimativa mais baixa do custo total de cada exame seria 25 dólares, pois, às vezes, é muito difícil realizá-lo em uma pessoa que usa drogas injetáveis há muito tempo porque praticamente não há mais lugar *disponível em seus braços para a retirada do sangue. Nesses casos, é preciso usar uma veia central grande, como a da virilha, para poder conseguir sangue suficiente para o exame.*

Portanto, se somarmos o tempo que se leva para convencer o paciente a fazer o exame ("Você quer fazer exame de quê?"), fazê-lo despir-se, esterilizar o local e tirar o sangue, mesmo com a estimativa baixa de 25 dólares por exame, o custo total para minha clínica chega a quase 100 mil dólares só para os exames de hepatite C. Se esses exames fossem muito mais caros, nós já teríamos fechado as portas há muito tempo.

Existe ainda outro problema. O exame de hepatite C tem um ponto fraco: ele não diz se você realmente tem a doença, e sim que você foi exposto ao vírus no passado – e só. Muita gente surpreende-se ao ouvir que em torno de 15 a 25% das pessoas conseguem se curar sozinhas de hepatite C, sem tratamento. Na verdade, nós médicos ainda não conseguimos entender esse fenômeno, mas, ao que parece, o sistema imunológico de alguns indivíduos revela-se estar preparado para combater o vírus. Após a exposição, as defesas do organismo se fortalecem e num espaço de seis meses conseguem livrá-lo do vírus.

No entanto, essa batalha vitoriosa também deixa rastros no organismo na forma de anticorpos. E esse é o ponto fraco do exame de hepatite C: ele não consegue distinguir os indivíduos que ainda são portadores do vírus daqueles que foram infectados e conseguiram se curar – em ambos os casos, o exame dá positivo. Na minha clínica, mais de 95% dos exames realizados até hoje deram positivo, e eu às vezes me pergunto por que me dou ao trabalho de refazê-los. Como na maioria dos casos um exame de hepatite C positivo causa alarme e incredulidade, ele sempre acaba sendo refeito. Já na minha clínica, é o oposto: eu fico desconfiada quando o resultado é negativo.

Em suma, o exame de hepatite C é apenas o primeiro passo. Se o resultado for negativo, você está livre. Mas se der positivo, é preciso fazer um exame que detecta diretamente traços do vírus no sangue – a chamada carga viral ou PCR (reação em cadeia pela polimerase). Como até 25% das pessoas expostas à hepatite C se curam sozinhas, cerca de um quarto dos indivíduos cujos exames dão positivo não tem o vírus no sangue. Isso é motivo de comemoração, pois significa que você não tem hepatite C e se curou sozinho. Ou seja, ela foi embora e não está adormecida em seu organismo. Se você não tiver o vírus da hepatite C, o seu fígado não será afetado e você não irá contagiar outras pessoas. Por precaução, muitas clínicas, incluindo a minha, verificam duas vezes os resultados.

Na minha clínica, apesar de comemorarmos quando os exames de carga viral dão negativo, continuamos cautelosos. Uma das preocupações com relação à hepatite C é o fato de que uma infecção anterior não necessariamente protege o organismo contra uma nova. Simplificando: é possível se reinfectar, se houver uma nova exposição. Embora as evidências indiquem que a reinfecção é mais difícil de ocorrer nas pessoas que eliminaram o vírus naturalmente, nós não descartamos essa possibilidade.

Se a reinfecção fosse comum, eu veria pouquíssimos resultados de teste de carga viral negativos na minha clínica, porque a maioria dos meus pacientes foi exposta à hepatite C dezenas, centenas ou até milhares de vezes. A realidade dos usuários de drogas intravenosas, especialmente antes da conscientização sobre o HIV, e ainda hoje nas áreas em que não há acesso a seringas esterilizadas, é que a maioria deles já compartilhou seringas com outras pessoas. Se você não tiver acesso a seringas esterilizadas, poderá acabar usando seringas contaminadas – e o mesmo se aplica às pessoas que estiverem com você. E é dessa forma que a hepatite C é disseminada. O fornecimento de seringas esterilizadas não promove o uso de drogas – as estatísticas são claras quanto a isso – e, além disso, ajuda a prevenir a transmissão de doenças, o que já é um bom começo.

Uma das coisas que eu sempre peço aos meus pacientes na primeira consulta é que me deem uma estimativa do número de pessoas com quem eles compartilharam seringas, agulhas, algodão, colheres, água – ou qualquer outro objeto ou recurso usado para injetar drogas. Todos eles olham para o lado, envergonhados, e sua primeira reação costuma ser: "Ai, droga!" Mesmo assim, eu sempre consigo que me deem um número, mesmo contra a sua vontade. Mais de 250 pessoas estimam ter compartilhado equipamentos de injeção de drogas com no mínimo 100 outras pessoas, e quase 50 acham que já partilharam com 1.000 ou mais. Se cada novo caso de exposição representasse 75% de oportunidade de infecção crônica, todos esses pacientes estariam contaminados com o vírus da hepatite C.

No entanto, isso não ocorreu. Os exames de carga viral de cerca de um quarto dos meus pacientes com hepatite C deram negativo – o que é semelhante o que acontece nas outras clínicas. Isso indica que existe algo quase mágico no sistema imunológico de algumas pessoas que consegue evitar que a hepatite C se desenvolva no organismo.

A sociedade tende a julgar mal as pessoas que usam drogas, e essa tendência gera a crença de que, diferentemente de outros pacientes, os usuários de drogas "merecem" contrair a hepatite C. Mas essa atitude deveria ser revista, pois ela é tão ignorante quanto tripudiar sobre um diabético que ficou cego ou perdeu uma perna. Porém, essa mentalidade se deve ao fato de que muita gente acha que ser viciado em drogas é a mesma coisa que usar ou abusar de drogas – e não é. O uso e o abuso de drogas são comportamentos estúpidos, já o vício é diferente.

Uma pessoa só se torna viciada em uma droga quando uma área do cérebro chamada nucleus accumbens *sofre alterações neuroquímicas que levam à compulsão de continuar usando a droga. Esse processo foi comprovado por evidências científicas confiáveis. Ou seja, quando a pessoa se torna viciada, não adianta simplesmente* dizer "não", pois isso é tão difícil quanto tentar parar de comer para emagrecer. O cérebro diz: "Vamos lá, faça isso; eu quero. Agora quero mais." É por isso que programas de desintoxicação de drogas se assemelham a uma dieta radical tanto no método utilizado quanto na falta de sucesso a longo prazo: afinal, perder peso é fácil; o difícil é mantê-lo para o resto da vida. E o mesmo se aplica aos pacientes viciados.

Muitos consideram o vício como escudo neuroquímico que dura para o resto da vida, e por isso não podemos atribuir culpa a ninguém. Afinal, seria como culpar um esquizofrênico por agir como louco. Assim como acontecia com a esquizofrenia antes do surgimento dos medicamentos antipsicóticos, o vício continuará sendo uma doença frustrante até que a ciência consiga desenvolver alternativas de auxílio médico melhores e mais abrangentes para combatê-lo. Eu tenho uma profunda admiração por pessoas como o Chris, que conseguiram se recuperar do vício. É um feito incrível que eu, pessoalmente, imagino que não teria forças para conseguir.

Vamos voltar a falar sobre o que significa quando o vírus da hepatite C é detectado no sangue. Se o resultado for esse, então a pessoa está mesmo com a doença. Quando o vírus está no sangue há no mínimo seis meses, o termo médico é hepatite C crônica – o que indica que o paciente corre o risco de desenvolver os sintomas mais sérios da doença. A verdade é que na maioria dos casos, se uma pessoa com hepatite C ativa ficar longe do álcool e se cuidar, ela conseguirá evitar as doenças terríveis que mencionamos até agora, como cirrose, falência hepática e câncer do fígado. Mas, por outro lado, há casos em que mesmo tomando cuidado o paciente sucumbe a essas enfermidades.

O último exame que o Chris citou foi o de genótipo. Existem seis exames deste tipo – do 1 ao 6. O exame de genótipo oferece mais informações sobre o vírus – seria como dizer que além de você *ter um cachorro, ele é da raça cocker spaniel ou pit bull. É muito importante fazer esse exame antes de começar o tratamento, pois ele diz qual a probabilidade de o paciente conseguir eliminar o vírus com o tratamento, quanto tempo o tratamento deve durar e quantas doses dos medicamentos serão necessárias. O Chris teve sorte de ter o genótipo "bom" (como se tal coisa realmente existisse). Basicamente, ele pegou o tipo de vírus mais fácil de combater com tratamento, que é o genótipo 2. O genótipo 3 também reage bem ao tratamento, mas os genótipos 1 e 4 são os mais difíceis de abordar. Ainda sabemos pouco sobre os genótipos 5 e 6, mas eles parecem ser um meio-termo entre os outros.*

Ainda há mais para falar sobre os exames de sangue e sobre os danos que a hepatite C causa no fígado, mas deixaremos isso para depois. Agora vamos passar para o próximo assunto delicado, que é a biópsia do fígado (ou biópsia hepática). A assustadora biópsia na qual, como o Chris disse, "eles arrancam um pedaço do fígado". Bem colocado, Chris!

INTERVENÇÕES

O FATO DE eu ser um ex-viciado teve tanto influências positivas quanto negativas no meu tratamento de hepatite C. Um dos primeiros problemas foi a biópsia com agulha. Eu não tenho medo de agulha, contanto que eu a enfie. Mas a ideia de outras pessoas introduzindo uma agulha em mim não me agrada. Eu já estava cansado de ser espetado para tirar sangue, e agora o médico queria enfiar uma agulha enorme para tirar um pedaço do meu fígado. E eu tinha certeza de que iria doer – e muito.

O dr. Vierling explicou-me que a biópsia era o único jeito de ver como o meu fígado estava e de obter um diagnóstico mais preciso. Um pedacinho do fígado seria aspirado por meio de uma agulha oca e examinado no microscópio. Se não houvesse uma quantidade razoável de tecido cicatricial, eu não precisaria de tratamento. Mas se a biópsia mostrasse que o fígado estava muito danificado, eu teria que me tratar.

A biópsia seria feita no Cedars-Sinai. Eu passaria só algumas horas no hospital e ficaria acordado durante o procedimento. É recomendado tomar uma dose de tranquilizante ou analgésico, como Demerol, antes da operação, e a região do fígado é anestesiada para que a agulha não machuque ao ser introduzida.

Chris viciado
Demerol? Gostei dessa parte!

Chris sóbrio
A gente não usa mais drogas, lembra?

Chris viciado
Uma agulha gigante no fígado deve doer muito.

Chris sóbrio
Pode esquecer. Não vamos tomar Demerol e ponto final!

Quando o dr. Vierling acabou de me explicar tudo, me convenci de que a biópsia era realmente necessária e que doeria muito. Caso contrário, por que estariam me oferecendo drogas? Só que eu não tomava mais nada e pretendia continuar assim, não importava o quanto o Chris viciado insistisse.

Comecei a usar drogas aos 13 anos, na 8ª série. Meus três melhores amigos tomavam ácido no fim de semana e desde a 7ª série me convidavam para ir junto, mas eu sempre recusava. Uma voz na minha cabeça me dizia que tomar drogas era errado. Mas em um dia de outono, em Westchester County, Nova York, três meses e meio após o assassinato do meu tio Robert F. Kennedy, meus amigos me convidaram de novo, e eu aceitei. E nos dezessete anos que se seguiram, eu só quis saber de drogas e bebidas. Cursei a faculdade de Direito, trabalhei em escritórios de advocacia e em estúdios de Hollywood e até fiz mestrado em Psicologia Clínica na Harvard Medical School. Mas a única coisa que eu queria era ficar chapado. Eu ficava numa ânsia terrível, e só quem já passou por isso entende a obsessão e a compulsão que um viciado sente. Eu comparo o vício a dançar com um gorila de meia tonelada – quem vai conduzir a dança é ele, não você. Ele dança onde quiser – no Palácio do Governo ou na favela. E se o gorila quiser dançar, o viciado não tem escolha. Quando eu me livrei das drogas em 17 de fevereiro de 1986, o gorila de meia tonelada foi trancado em uma jaula e adormeceu. Quando descobri que tinha hepatite C e tive que decidir se tomaria Demerol, Valium ou qualquer outro remédio para a biópsia, o gorila já estava adormecido havia quinze anos. Portanto, a ideia de acordá-lo só para aliviar a dor de uma biópsia do fígado estava fora de cogitação.

Alguns anos antes de enfrentar a questão de como eu lidaria com cirurgias dolorosas, dores musculares, insônia e todos os outros aspectos do tratamento de hepatite C, eu trabalhava na novela *All my children* quando pela primeira vez na vida tive um problema sério nas costas. Passei uma semana com dores horríveis, não tinha um segundo de alívio e mal conseguia andar. Eu não conseguia nem me vestir sozinho; os membros da equipe da ABC tinham que me vestir e me despir no *set* de filmagens. Naquela época, eu passava a semana no apartamento da minha mãe, em Manhattan, e minha esposa e filhos ficavam em nossa casa, em Westchester County. Uma manhã acordei com uma dor tão lancinante que mal conseguia respirar. Mas como eu tinha que me vestir e ir trabalhar, fui pedir ajuda à minha mãe. Fui ao seu quarto, e ela estava sentada na cama lendo jornal. Chamei-a, ela olhou para mim e perguntou: "O que você tem?"

Eu respondi: "Nada, mãe", e voltei para o meu quarto. Tive que deitar as roupas no chão e ficar me contorcendo até conseguir entrar nelas. Mas eu consegui e fui trabalhar.

Já que havia conseguido sobreviver durante aquela semana inteira sem tomar analgésicos, achei que poderia fazer o mesmo com a biópsia.

Marcamos o exame e eu cheguei ao hospital totalmente sóbrio e apavorado. Havia mais um monte de gente aguardando para fazer biópsia, e todos haviam tomado remédio. Estavam todos deitados em macas, sedados e felizes da vida, enquanto eu estava sentado, usando um avental do hospital e tremendo de medo e de ansiedade.

Chris viciado
Acho que foi um erro não ter tomado o remédio, cara!

Chris sóbrio
Om Nama Shivaya, Om Nama Shivaya.

Chris viciado
O que é isso?

Chris sóbrio
Um mantra. Vai nos ajudar a enfrentar essa situação.

Chris viciado
A única coisa que nos ajudaria agora é uma dose de Demerol.

Chris sóbrio
Sem chance, cara.

Quando chegou a minha vez, entrei na sala de exames, o dr. Vierling veio por trás de mim, falou para eu prender o fôlego e bum! – estava feito. Fiquei embasbacado com a rapidez e por não ter sido nada do que eu imaginara. Foi uma espetada rápida, como se eu tivesse levado um soco no rim. Eu sabia que poderia haver complicações posteriores, como em qualquer procedimento cirúrgico, mas para mim aquilo não havia sido nada.

Depois da biópsia, pensei: "o pior já passou", pois tinha certeza absoluta de que não havia nada errado comigo. Eu só havia feito a biópsia porque, como sempre, os médicos eram muito exagerados. Os resultados mostrariam o que eu já sabia: meu fígado estava ótimo, e eu também estava ótimo.

A biópsia do fígado é um grande desafio e ao mesmo tempo não é. Como se a ideia de enfiar uma agulha comprida o suficiente para alcançar um órgão interno já não fosse suficientemente assustadora, há ainda o medo da dor e o fato de o paciente ficar acordado o tempo todo.

Mas do ponto de vista médico, a biópsia do fígado é fundamental, pois é a única maneira confiável de determinar se o paciente com hepatite C precisa ou não de tratamento. Embora exames de imagem como ultrassonografia e tomografia computadorizada também ajudem, eles dão uma visão mais geral do problema. Recentemente, surgiram novos tipos de exame de sangue e de imagem que conseguem detectar tecido cicatricial com mais precisão. Mesmo assim, nenhum deles se compara à biópsia.

E qual a importância disso? A principal razão é que muitas pessoas com hepatite C não precisam de tratamento. Dentre aqueles que são portadores do vírus há mais de vinte anos, somente 15 a 20% desenvolvem cirrose hepática. Mesmo sendo uma porcentagem pequena, é muito sério para quem fica doente. O termo médico "cirrose" designa uma grande quantidade de tecido cicatricial no fígado, suficiente para encobrir e isolar as células hepáticas, impedindo a sua regeneração. Você já deve ter visto imagens de um fígado com cirrose – ele fica com um aspecto granuloso, cartilaginoso e amarelado, que é criado pelo tecido cicatricial.

Muita gente não sabe, mas se retirarmos metade de um fígado saudável, depois de um mês ele volta a crescer. O fato de esse fenômeno não ser de conhecimento geral não é de se estranhar, afinal isso não é um assunto comum em uma roda de bate-papo. No entanto, essa incrível capacidade de regeneração do fígado é limitada, pois nem mesmo os fígados mais saudáveis conseguem romper o tecido cicatricial. Assim, mesmo se a pessoa tiver cirrose causada pela hepatite C e conseguir se livrar do vírus, seu fígado nunca mais será saudável. Por isso, é importante determinar o estado de desenvolvimento do tecido cicatricial, porque se você está caminhando para uma cirrose, é preciso se tratar contra a hepatite C.

Não existem ainda maneiras não invasivas de determinar a progressão dos danos hepáticos, porque só recentemente a medicina começou a entender como a hepatite C danifica o fígado. Na verdade, a hepatite C por si só não causa muitos danos ao fígado, pois o vírus da doença é inofensivo e só habita 10% das células hepáticas de uma pessoa infectada. Os danos causados ao fígado não são causados pelo vírus da hepatite C, e sim pelas tentativas do nosso sistema imunológico de eliminar do órgão as células infectadas. Em algumas pessoas, o sistema imunológico reage com vigor à infecção causada pelo vírus da hepatite C, e se essa reação for agressiva e prolongada, ela causará a formação de grande quantidade de tecido cicatricial que poderá levar à cirrose – da mesma forma que uma ferida infeccionada ou inflamada deixa uma cicatriz maior na pele.

Já em outras pessoas, o sistema imunológico simplesmente ignora a hepatite C. Isso seria desastroso para outros tipos de infecção, mas no caso da hepatite C é uma vantagem. Não há reação nem formação de tecido cicatricial, ou seja, nenhum problema. Essas pessoas passam décadas infectadas com hepatite C, e seu fígado *continua com aparência completamente normal. Gerard Wallace, um orientador da minha clínica, tem hepatite C há mais de 40 anos e sua biópsia não mostrou nenhum indício de tecido cicatricial.*

Isso nos leva aos dois últimos tópicos sobre o vírus da hepatite C, que são duas perguntas capciosas que eu faço às pessoas que participam do meu programa. Primeira: qual genótipo causa mais danos ao fígado? E segunda: a partir de que nível de carga viral devemos nos preocupar com o fígado? Embora quase todos deem as respostas erradas, é fácil acertar: basta lembrar que a hepatite C por si só não danifica o fígado.

A resposta para ambas as perguntas é: não faz diferença. Os genótipos e a carga viral não determinam o nível dos danos hepáticos causados pela hepatite C. Como o vírus da hepatite C não danifica o fígado, o genótipo não tem como determinar isso. Embora alguns genótipos sejam mais difíceis de eliminar, todos têm a mesma tendência a provocar uma reação do sistema imunológico.

Da mesma forma, a carga viral da hepatite C não é nada mais que o resultado de uma interação entre o vírus e o sistema imunológico, na qual o fígado é apenas um espectador. A maioria de nós está mais familiarizada com o HIV, no qual uma carga viral elevada é motivo de alarme. Já com a hepatite C é diferente. Acredite se quiser: ao contrair hepatite C, o organismo produz mais de um trilhão de novas partículas virais por dia; assim, não é à toa que a pessoa fica tão cansada! O sistema imunológico consegue se livrar de quase todas elas, e as que sobram são a sua carga viral – o seu número particular de vírus. Como hepatite C com uma carga viral elevada não significa um fígado muito danificado, não há razão para realizar uma série de exames a fim de verificar se o número mudou. Eu tenho alguns pacientes com cirrose grave, mas cuja carga viral é baixa porque sobrou pouco fígado para hospedar o vírus. Por outro lado, muitos outros pacientes possuem fígados perfeitamente saudáveis e cargas virais na casa das dezenas de milhões. Essa é outra razão por que a biópsia do fígado é tão necessária.

A biópsia do fígado começa com uma pequena dose de anestesia local injetada na pele e no tecido que reveste o órgão. Embora é certo que todos os pacientes preferissem uma anestesia geral, isso seria desastroso. Como o fígado possui uma textura gelatinosa, ele deve permanecer imóvel durante a biópsia, senão pode ocorrer uma ruptura. Como o fígado sobe e desce um pouco quando respiramos, o paciente precisa estar acordado durante o procedimento para que possa prender a respiração por alguns segundos.

A biópsia é feita assim que a anestesia local surte efeito. O médico pede ao paciente que ele prenda a respiração por alguns segundos, e num instante o exame está pronto. Na verdade, realizar uma biópsia é mais fácil do que arrancar o curativo de um machucado – apesar de todo o desconforto e a ansiedade que a antecedem.

Se a agulha for longa o suficiente, o procedimento pode ser executado de uma vez. Mas se a agulha for curta, a coleta é feita em etapas. Como não é possível colocar uma gaze no fígado para estancar o sangramento, é preciso ficar um tempo deitado de lado para pressionar o órgão. Essa é a parte mais maçante – mas pelo menos a biópsia já acabou.

Dói? Pode ser dolorido, mas geralmente não é muito. Eu sei o que você deve estar pensando: isso é papo de médico, eles dizem que "vai ser só uma fisgadinha" antes de cravar aquela lança incandescente na nossa delicada carne. Mas estou dizendo exatamente o que os meus pacientes me disseram. A razão disso é que o fígado não possui nervos que transmitem dor. Já a membrana que o envolve, que é chamada de cápsula, sim transmite. Por isso, pessoas com hepatite C às vezes se queixam de dor – é o fígado inchado e inflamado esticando a cápsula e causando uma sensação de desconforto. Essa mesma cápsula permite que a gente sinta a agulha penetrando no fígado *e provoca desconforto nos dias seguintes em virtude da pequena quantidade de sangue e do inchaço que permanecem após a biópsia. Mas, para a maioria das pessoas, esse desconforto é bem menor do que a preocupação que antecede o grande evento.*

No entanto, algumas pessoas sentem mais dor que outras. Na minha clínica, 1 em 20 pacientes sente dor durante a biópsia. Em alguns casos, o tecido cicatricial era maior do que esperado e dificultou a passagem da agulha; e em outros, a dor foi causada por inexperiência do médico que conduziu o procedimento. Por isso, costumo encaminhar todos os meus pacientes para um único lugar onde os profissionais são experientes, já que realizam biópsias todos os dias.

Às vezes, podem ocorrer complicações pós-biópsia. São raras, mas acontecem. Em alguns casos, ocorre sangramento do tecido que reveste o fígado e é necessário fazer uma transfusão de sangue; ou então, um órgão vizinho é perfurado por acidente. De cada cem biópsias solicitadas por nós, apenas uma necessitou de transfusão de sangue. Em outras duas, o diafragma – que encosta na parte superior do fígado – foi perfurado acidentalmente. Um dos casos foi com um funcionário da clínica, Larry Galindo, que teve um pequeno vazamento de ar temporário no diafragma, mas recebeu alta no mesmo dia. E o outro caso de diafragma perfurado foi numa mulher que sofreu um colapso pulmonar parcial e teve de ser entubada para reinflar o pulmão. O tubo machucava, e ela precisou ficar hospitalizada por mais um dia – mas fora isso, não teve mais problemas. Bem, mais ou menos: acredite se quiser, o hospital teve a coragem de cobrá-la pelo erro médico, e ela foi obrigada a desperdiçar seu tempo lidando com esse problema absurdo. Outro paciente fez a biópsia hepática em um hospital diferente do que costumamos recomendar, e o resultado dizia "cartilagem normal" – ou seja, eles simplesmente não haviam notado o tecido cicatricial.

Existem casos raros, algo como 1 em 200 mil, em que o paciente vem a falecer durante a biópsia. Embora não aconteça com médicos experientes – e nunca tenha ocorrido com alguém que eu conhecesse –, isso ajuda a dissuadir muitos pacientes de fazer o exame. Mesmo assim, esse é o fator mais importante a ser considerado pelos médicos ao solicitarem a biópsia. A verdade é que o exame só é útil quando o resultado determina a necessidade de fazer tratamento ou quão agressivo este deve ser.

Persuadir meus pacientes a fazer uma biópsia do fígado, às vezes, é um desafio. Eu não os culpo por se sentirem apreensivos, afinal muitos já tiveram experiências desagradáveis com o sistema médico e acabaram perdendo a confiança em nós. Existem médicos que lancetam abscessos causados por agulhas de seringa sem usar anestesia só para ensinar uma lição aos viciados; e o uso de analgésicos no pós-operatório de cirurgias grandes é limitado ou em alguns casos inexistente, pois pode levar ao vício. Usuários de drogas que precisam de analgésicos para problemas como fraturas ósseas são frequentemente acusados de agir de má-fé, mesmo que estejam apenas tentando aliviar a dor. Vários pacientes meus com cirrose foram parar no pronto-socorro com altos níveis de amônia no sangue – um fenômeno causado por falência do fígado e conhecido como encefalopatia hepática – e, apesar de estarem doentes e confusos, receberam alta na mesma hora sem terem sido ao menos examinados. "Você está chapado, só isso", disseram os médicos.

É por isso que uma relação de confiança mútua ajuda a dissipar os medos dos meus pacientes. Eles sabem que podem contar comigo e que vou ajudá-los se algo der errado na biópsia. Por sorte, muitos pacientes meus já passaram por essa experiência – em alguns casos bem-sucedida, e em outros nem tanto – e se dispõem a conversar e oferecer apoio aos outros. Isso ajuda muito a diminuir a apreensão com relação à biópsia.

Também tenho sorte de contar com a colaboração de bons orientadores. Um deles é Larry Galindo – aquele que teve o diafragma *perfurado durante a biópsia, como mencionei. Larry é uma das pessoas mais bondosas e generosas que eu já conheci. Durante anos, ele foi viciado, traficante de drogas e chefão na prisão. Muitos pacientes na minha comunidade que não o conhecem pessoalmente já ouviram falar de sua reputação de cara durão e barra-pesada. A gente imagina que um cara que já foi baleado e esfaqueado cinco vezes não teria medo de uma simples biópsia hepática – mas não foi bem assim. O sr. Durão diz para todo mundo que, quando fez seu exame, estava tão nervoso que dobrou a grade da maca para baixo. Até hoje, ele foi o único paciente naquele hospital a mandar uma maca para o conserto. Assim, não é de surpreender que seu diafragma tenha sido perfurado.*

Uma das melhores coisas que fizemos na clínica foi filmar uma biópsia hepática. Meu funcionário Gerard – aquele que não tem tecido cicatricial no fígado – nos permitiu filmar o seu procedimento, que foi realizado pelo dr. Alex Monto, no San Francisco VA Hospital. A filmagem e a edição ficaram por conta de Chris McNeil, que produziu os vídeos educativos incríveis sobre hepatite C feitos pela minha clínica. O vídeo mostra como o procedimento é breve e simples, e toda vez que o mostro aos meus pacientes, eles pedem para assistir de novo. Depois disso, o medo deles passa e nós podemos prosseguir. Um ano depois, consegui convencer Gerard a narrar o vídeo, e agora ele está disponível junto aos nossos outros vídeos educativos no site da clínica (www.oasiscliniconline.org). Espero que possa ser de grande ajuda.

Depois da biópsia, meu medo passou completamente. Eu estava seguro de que não tinha nada, pois me sentia muito bem. O que eu sabia sobre hepatite A e B é que essas doenças nos deixam prostrados e com vontade de morrer – e eu não sentia nada disso. Os médicos perguntavam-me sobre os meus sintomas, e o único que eu tinha era fadiga.

Chris sóbrio

Pois é, estou cansado. Mas me mostre alguém de 40 e poucos anos, com filhos, emprego e vida atribulada, que não esteja também.

Chris viciado

Nossa, cara, se você tiver mesmo essa tal de hepatite C e conseguir se curar, você vai se sentir o próprio Super-Homem!

Chris sóbrio

Eu não tenho hepatite C. Estou cansado, só isso. Estou bem, não há nada de errado comigo.

Saí do hospital Cedars-Sinai, fui para casa e continuei levando minha vida normalmente, sem saber que ela estava a ponto de implodir.

Para quem estava de fora, a minha vida parecia ótima. Minha esposa, nossos três filhos e eu morávamos em uma casa perfeita, numa rua perfeita perto da praia. Mas, por baixo disso tudo, havia problemas sérios que estavam prestes a vir à tona.

Nós havíamos morado muitos anos em Nova York, enquanto eu trabalhava na novela *All my children*. Mas um dia, me dei conta de que trabalhar em novela é fim de carreira, e por isso resolvi voltar para Los Angeles a fim de tentar ressuscitar minha vida profissional. Só que quando você está esquecido em Hollywood, é muito difícil se reerguer. Meus filhos estavam crescendo, a escola ficava cada vez mais cara e eu não tinha dinheiro suficiente para bancar tudo. Comecei a buscar outras alternativas para ganhar dinheiro: mercado financeiro, internet e produção de TV. Embora ainda gostasse muito da minha esposa, eu sabia que nosso casamento chegara ao fim. Estávamos casados havia quase 15 anos e apesar dos filhos e da história que havíamos construído juntos, tínhamos nos afastado um do outro.

Quando penso naquela época, vejo que ficar sóbrio me levou a buscar minha verdadeira identidade. Joseph Campbell disse: "O grande privilégio de viver é ser você mesmo." Mas por causa do meu vício e das situações extraordinárias pelas quais eu havia passado, acabei deixando de lado quem eu realmente era para viver uma vida imposta por circunstâncias fora do meu controle. Durante a minha reabilitação, embarquei numa jornada de autodescoberta durante a qual me comportei de maneira egoísta, e isso acabou afetando o meu casamento. Eu não me havia dado conta na época, mas queria me separar e não sabia como.

Estava acontecendo tanta coisa na minha vida, e eu tinha tanto com o que me preocupar que simplesmente passei as seis semanas seguintes sem pensar no dr. Vierling, naquela agulha comprida ou no que poderiam ter encontrado no meu fígado. Um dia eu estava no carro, voltando de uma reunião, e comecei a me perguntar por que ainda não havia recebido uma resposta sobre a biópsia.

Chris sóbrio
Você não teve resposta porque está tudo bem e o doutor não achou necessário lhe dizer isso.

Chris viciado
Talvez ele esteja muito ocupado e se esqueceu de contar que você está com cirrose.

Entrei na garagem e antes de sair do carro liguei para o consultório do médico só para garantir que estava tudo ótimo. A enfermeira atendeu e assim que eu disse meu nome, ela respondeu: "Sr. Lawford, que bom que ligou. Temos que iniciar seu tratamento imediatamente!"

"Tratamento de quê?", perguntei.

"De hepatite C."

Entrei em pânico. Pedi para ela chamar o dr. Vierling, que com aquela típica voz de médico prestes a dar más notícias disse: "Venha imediatamente. Temos que discutir os seus resultados e o tratamento."

Ao ouvir a palavra "tratamento", me dei conta de que minha vida estava a ponto de mudar radicalmente. Fiquei sentado no carro, olhando para a casa, onde minha esposa assistia a uma partida de tênis na TV e meus filhos jogavam no computador. Minha família não tinha noção do que estava por vir. Fiquei reparando na tranquilidade do meu bairro, na beleza daquela tarde do Sul da Califórnia, e comecei a sentir a ansiedade e o medo que precedem uma transformação radical na vida. Nada havia mudado, mas tudo estava diferente.

Chris viciado

Eu sabia! É o nosso carma!

Chris sóbrio

Isso não é um castigo, seu babaca!

Chris viciado

É carma, cara. Depois de passar todos aqueles anos se drogando, você achou que o universo deixaria você se livrar assim?

Chris sóbrio

Pode se fazer de vítima se quiser. Eu prefiro encarar isso como uma oportunidade.

Chris viciado
Ah é? Oportunidade para quê?

Chris sóbrio
A gente vai ter que pagar pra ver.

A biópsia mostrou que eu tinha fibrose septal focal, ou seja, a cicatrização do tecido do fígado se espalhara para outras estruturas. Normalmente, esse é o quadro que antecede a cirrose. Eu sabia o que era cirrose e com certeza não queria ter aquilo. Meu pai morreu de cirrose aos 60 anos, com um aspecto amarelado. Conheço essa doença de perto e sei que ela causa uma morte horrível e penosa. Eu sabia também que quanto mais avançado o estágio da doença, mais difícil é para o fígado se recuperar. Embora o fígado seja um órgão incrível que consegue se regenerar, depois de um certo estágio vai ficando cada vez mais difícil, até que chega um ponto em que simplesmente não há mais o que fazer.

O dr. Vierling também falou sobre a minha carga viral – que naquela altura do campeonato já não significava nada para mim. Afinal, que diferença faz ter seis milhões ou três milhões, quando você sabe que o simples fato de ter milhões de alguma coisa já é muito ruim? Mas o que chamou a minha atenção não foi a minha carga viral, e sim o fato de eu ter fibrose septal focal, condição que poderia causar uma cirrose. Isso eu entendi. Um amigo meu uma vez descreveu um fígado com cirrose como um pedaço de papelão seco e farelento. Fiquei imaginando meu fígado grande, robusto e macio se transformando num pedaço de papelão. Não era uma imagem muito agradável.

Se alguém examina o seu fígado em um microscópio e encontra algo ruim, você não pode ignorar. Eu dependo da biópsia hepática, pois ela é a única maneira eficaz de determinar se o paciente precisa fazer tratamento para hepatite C. Tenho pacientes com sérios problemas mentais, físicos e psicológicos, que me fazem pensar todos os dias no quão afortunada eu sou. Minha função como médica é determinar se eles precisam ou não – independentemente de quaisquer empecilhos – fazer o tratamento, que apesar de difícil poderá salvar suas vidas. É meu dever ético fazer isso, e dependo da biópsia hepática para tomar essa decisão. Se um paciente necessita de tratamento, mas há empecilhos, como uso de drogas e depressão, minha prioridade é garantir que esses problemas sejam abordados. Sempre digo aos meus pacientes: "Você não precisa morrer de hepatite C. Depende de você." E eu acredito nisso.

Como não sou qualificada para interpretar resultados de biópsia do fígado, quando comecei a me deparar com o gigantesco número de casos de hepatite C na clínica, passei a encaminhar os pacientes para um gastroenterologista para que ele fizesse as biópsias e supervisionasse o tratamento. É óbvio que meus pacientes não eram recebidos com entusiasmo por esse médico – e eu nem esperava que fossem. Mas pelo menos eles seriam tratados por um especialista.

Infelizmente, não foi bem assim. Nenhum dos meus pacientes recebeu mais que um simples "Não se preocupe, você não tem nada", e não foi feita uma única biópsia. Foi uma tentativa frustrante e inútil. No entanto, logo depois os médicos radiologistas do hospital onde eu trabalhava começaram a fazer biópsia hepática, e eu me tornei sua primeira e mais assídua "cliente". O próximo passo foi aprender a interpretar os resultados dos exames.

Felizmente, isso não é difícil. A coisa mais importante que a biópsia revela é a quantidade de tecido cicatricial que há no fígado. O termo mais específico para tecido cicatricial é "fibrose". Existem *diferentes sistemas de medição de fibrose, e o mais comum utiliza escala de 0 a 4. Zero você sabe o que significa, e 4 quer dizer que a pessoa está com cirrose. É o nível mais alto que existe de cicatrização do fígado. O Chris estava com fibrose septal focal, que equivale ao nível 3 de fibrose. Embora ainda não seja cirrose, é uma quantidade muito grande de tecido cicatricial.*

Outra característica que deve ser examinada é a inflamação, que é a vermelhidão que aparece em uma ferida. A medição também vai de 0 a 4. Se um corte no braço ficar vermelho e inflamado, ele tem chances maiores de cicatrizar – ou seja, de formar fibrose. O mesmo ocorre com o fígado. Se não houver inflamação, a formação de fibrose será mais lenta ou talvez nem ocorra. Mas se for uma inflamação agressiva, o tecido cicatricial fibroso crescerá mais rápido, aumentando o risco de virar fibrose avançada ou cirrose.

Quando essas questões são esclarecidas, torna-se mais fácil para o paciente entender por que a biópsia do fígado é tão importante para determinar se o tratamento é necessário ou não. Muitos perguntam sobre qual estágio de fibrose requer tratamento, mas não há uma única resposta para essa questão. Por exemplo, posso recomendar tratamento para uma pessoa jovem com pouco tecido cicatricial, pois prevejo que o fígado do paciente sofrerá danos maiores nas próximas décadas. No entanto, eu não faria a mesma recomendação para pessoas com mais de 60 anos cujas biópsias apresentassem os mesmos resultados, porque elas teriam probabilidade muito menor de desenvolver danos significativos ao fígado. Uma vez, atendi um paciente, encaminhado por outro médico, saudável de 92 anos com hepatite C e fibrose em estágio 2. Eu o parabenizei por ter conseguido viver tanto e o mandei para casa. Ou seja, tudo isso é relativo.

Saber quando ocorreu a infecção inicial também é importante, pois ajuda a estimar a velocidade da progressão da doença. Por exemplo, se uma pessoa tem hepatite C há 20 anos e fibrose em estágio 2, levou dez anos para avançar um estágio e levará mais uns 20 anos para chegar ao estágio 4, ou cirrose. Assim, informações como essas podem ser alívio para o paciente. Embora meus pacientes raramente saibam exatamente quando foram infectados, as drogas injetáveis são uma maneira tão rápida de transmitir a doença que se pode considerar que metade deles foram infectados no ano em que começaram a se injetar. Esta é uma maneira útil de estimar a duração da infecção: basta subtrair um ano do período em que a pessoa vem usando drogas injetáveis.

Se a biópsia oferece informações tão importantes, então por que nem todo mundo realiza o exame? Bem, como o tratamento de hepatite C está cada vez mais eficaz, muitos médicos não hesitam em prescrevê-lo para pacientes com grandes probabilidades de cura – aqueles que são os portadores dos genótipos mais fáceis de curar ou cuja infecção ainda está no estágio inicial. Hoje em dia, o Chris teria entrado nessa categoria, pois como ele tinha o genótipo 2 provavelmente não precisaria fazer biópsia.

Em alguns casos, o histórico do paciente e os exames físicos e de sangue já indicam se a doença no fígado está em estágio avançado, o que torna a biópsia desnecessária e até mesmo perigosa. O exame é inútil para pessoas que já resolveram fazer o tratamento de qualquer forma, independentemente do grau de cicatrização no fígado. Isso acontece nos casos em que os pacientes sofrem de fadiga intensa, têm outra doença que foi agravada pela hepatite C ou porque simplesmente querem se livrar desse vírus horrível. Outros não precisam de biópsia porque se recusam terminantemente a se tratar, enquanto existe outra categoria – na qual muitos dos meus pacientes se enquadram –, a daqueles que não podem pagar. O tratamento custa milhares de dólares e nem todos os planos de saúde cobrem os custos. Nesse caso, a decisão de recomendar tratamento pode ser baseada no histórico e nos exames físicos e de sangue.

Ainda assim, eu recomendo a biópsia sempre que possível. Mesmo na melhor das circunstâncias, muitos dos meus pacientes têm dificuldade em manter o tratamento. Por isso, considerando o tipo de pessoas que eu trato, é muito importante que a decisão de recomendar o tratamento seja tomada com segurança. Como na maioria das pessoas a hepatite C progride lentamente, menos de 20% dos pacientes que passam pela clínica precisam de fato de tratamento.

DECISÕES

Quando cheguei ao consultório do dr. Vierling para discutir o tratamento, ele me explicou os detalhes e disse que seria algo de longo prazo, que duraria meses. O vírus HCV esconde-se no organismo e são milhões e milhões de células disfarçadas para enganar o sistema imunológico. A principal arma contra o vírus é o interferon, que é a mesma proteína que o nosso organismo produz para combater os vírus. Quando o interferon foi descoberto, muita gente achou que ele seria a cura para o câncer, pois era considerado como uma droga incrivelmente poderosa, capaz de fazer milagres. No entanto, ele também faz a gente se sentir péssimo fisicamente. Quando você pega uma gripe, não é o vírus que causa dores terríveis, e sim o interferon. Como o interferon injetável inunda o sangue com uma quantidade de anticorpos muito acima daquela que o organismo consegue produzir naturalmente, ele é o mais eficaz no combate ao HCV. Os primeiros tratamentos contra hepatite C receitavam doses diárias ou a cada dois dias de interferon puro na veia. Já o interferon peguilado, como consegue ficar mais tempo na corrente sanguínea, só precisa ser injetado uma única vez por semana. O tratamento padrão também inclui outro antiviral chamado ribavirina. Só para ilustrar: o interferon é como um pé-de-cabra batendo na cabeça do HCV, enquanto a ribavirina é a bota com ponta de aço que não mata o vírus, mas chuta seus testículos para enfraquecer sua reprodução.

Você toma os dois remédios e parte para a luta contra esse vírus desgraçado. No entanto, são necessárias muitas bordoadas para conseguir matar todos eles. Se você interromper o tratamento cedo demais e ainda houver resquícios do vírus no organismo, assim que os antivirais tiverem sido eliminados completamente do seu sistema, o vírus voltará mais forte do que nunca. A verdade é que o tratamento não funciona para todo mundo – tenho dois amigos que passaram meses tomando interferon e não conseguiram se livrar do vírus. Desde então, o tratamento se tornou bem mais eficaz, mas ainda existe a possibilidade de não funcionar. E eu estava prestes a descobrir em que categoria me enquadrava.

Chris viciado
Eu sabia que não daria certo. Já que é assim, vamos ficar chapados.

Chris sóbrio
A gente não vai ficar chapado. Vamos viver um dia de cada vez e pensar positivo...

Chris viciado
Sei...Tipo: "Vamos confiar em Deus". Até parece....

Depois de me explicar tudo isso, o dr. Vierling disse: "Você tem sorte de ter o genótipo 2, Chris. A maioria dos casos tem o genótipo 1, que é muito mais difícil de tratar. Você tem mais de 70% de chance de cura."

Chris sóbrio
É uma porcentagem muito boa.

Chris viciado
É, mas ainda há 30% de chance de essa tortura não funcionar.

Dr. Vierling acrescentou: "Mesmo que o tratamento não funcione, o seu fígado vai passar um ano sem combater o vírus, e isso o ajudará de qualquer forma. No momento, o seu fígado está sendo diariamente bombardeado pela doença, e o tratamento funcionará como férias para ele."

Um amigo me disse alguns dias depois: "Se você tiver células cancerígenas ou qualquer outra coisa ruim no organismo, o interferon se livrará delas." Eu não tinha certeza se ele sabia do que estava falando, mas naquela altura do campeonato estava pronto para me apegar a qualquer coisa que ajudasse a encarar o tratamento com mais tranquilidade. Mesmo se não fosse verdade – como vim a descobrir mais tarde sobre a informação do meu amigo.

Chris viciado
Tudo bem, eu topo acabar com essa hepatite C e quem sabe até matar células cancerígenas. Mas onze meses de tratamento devem custar caro.

Chris sóbrio
Eu não contaria com a destruição das células cancerígenas...

Chris viciado
Não importa. A questão é: o plano de saúde vai pagar os remédios caros?

Chris sóbrio
Não faço ideia. Mas a gente dá um jeito...

Cuidado com sugestões mirabolantes de amigos e com o que você vê na internet, pois muito disso não é confiável. Afinal, se o interferon realmente identificasse e destruísse células cancerígenas, todo mundo estaria tomando esse remédio e o câncer estaria prestes a ser erradicado. É verdade que alguns tratamentos de câncer usam altas doses de interferon, mas infelizmente o tratamento de hepatite C não tem nenhum efeito colateral contra o câncer, salvo reduzir as chances de câncer do fígado quando o tratamento é bem-sucedido.

Felizmente, consegui resolver a questão do pagamento. O dr. Vierling disse: "Talvez eu consiga lhe encaixar em um dos estudos clínicos do hospital Cedars-Sinai." Eu já tinha ouvido falar desses estudos, mas achava que apenas testavam remédios experimentais em pessoas cuja doença estava tão avançada que elas não tinham mais nada a perder. Mas já que era de graça, achei que seria uma boa oportunidade para mim. Mais tarde, fiquei sabendo que esses estudos clínicos são cruciais, não só para testar novos remédios, mas também novas combinações e maneiras de usar medicamentos existentes. O estudo clínico do qual eu participaria era para determinar a duração de futuros tratamentos de hepatite C em pacientes com genótipo 2. Hoje em dia, sinto orgulho em ter ajudado a demonstrar que o tratamento de seis meses é tão eficaz quanto o de onze meses que eu fiz.

Desde então, aprendi muito sobre custos de tratamento e reembolsos e descobri que as despesas médicas são o maior obstáculo enfrentado pelas mais de quatro milhões de pessoas que precisam de tratamento de hepatite C. Mas naquela época, eu não fazia ideia do quão sortudo eu era por não precisar pagar nada. De fato, eu achava que estava fazendo um favor ao dr. Vierling: "Você precisa de uma cobaia? Tudo bem, eu topo."

Embora soubesse que é sempre bom considerar outras alternativas, eu fui direto na primeira opção. Meu amigo Bill me ajudou durante o tratamento, e um ano após o término ele também foi diagnosticado com hepatite C e foi se tratar. É claro que o ajudei também. Diferentemente de mim, Bill pesquisou tudo sobre o tratamento de hepatite C e escolheu a clínica Veterans Administration, em São Francisco, que era o maior centro de tratamento de hepatite C no país e realizava pesquisas em parceria com o CDC. Era uma excelente opção para veteranos de guerra, mas como não era o meu caso, eu não podia me tratar lá. Por isso, fiquei feliz por o dr. Vierling ter conseguido me incluir no estudo clínico.

Apesar de o tratamento ser gratuito, a minha sensação era de que eu passaria onze meses levando bordoadas na cara de graça. Eu continuava relutante em seguir em frente, principalmente porque me sentia bem e sabia que o tratamento acabaria com a minha qualidade de vida e com a minha funcionalidade. Eu estava certo de que passaria onze meses deitado em um sofá, doente, deprimido e sem conseguir me mexer. Eu já havia passado por isso quando era viciado – toda vez que queria me sentir melhor, eu tinha que deixar de lado minhas atividades e ficar de dez a trinta dias em uma clínica de desintoxicação – e não queria enfrentar isso de novo.

Outra razão para a minha relutância era ter que ficar vinculado ao hospital durante onze meses, e eu não gosto de hospitais. Acho que ninguém gosta, mas no meu caso eles me inspiram medo e terror. Todas as minhas experiências com hospitais tinham sido relacionadas a episódios com drogas ocorridos comigo e com pessoas próximas. Eu associava hospitais a um período da minha vida que eu deixara para trás; por isso, eles só me traziam más lembranças.

Minha vida profissional já estava bem confusa, e um tratamento de hepatite C naquele momento só aumentaria os meus problemas. Eu estava ao mesmo tempo produzindo quadros políticos para um programa de notícias e entretenimento, tentando arrumar um emprego no mercado financeiro e lançando minha própria companhia ponto.com. Ainda recebia salário do Extra, um programa de TV de fofocas e escândalos sobre celebridades que estava de olho na minha agenda de telefones de gente famosa. Eu queria aprender a produzir quadros curtos de notícias para TV, nos quais as celebridades da minha agenda discutiriam assuntos atuais.

Uma vez, fui a uma convenção do Partido Republicano na Filadélfia para fazer uma reportagem sobre celebridades ativistas para o Extra. A convenção teve uma repercussão muito forte no país e na minha vida. Foi lá que os Republicanos escolheram um candidato à Presidência que acabaria com quase tudo de bom que havia nos EUA, e onde eu conheci uma mulher – vou chamá-la de Carrie – que me deu a chance de largar a minha esposa. Carrie e eu iniciamos um caso e pouco tempo depois eu me mudei para um hotel. Na verdade, durante algumas semanas praticamente fiquei morando em meu carro – dentro dele guardava artigos de higiene, minha roupa de yoga, um jeans extra e os ternos que eu usava no Extra. Eu estacionava em frente da minha antiga casa para tentar falar com meus filhos, mas acabava desistindo e indo para a casa da Carrie ou para um hotel. Depois de algumas semanas, minha prima Maria Shriver me ofereceu um lugar para morar.

Ela e o marido tinham uma casa vazia, numa rua linda em Pacific Palisades – perto do Will Rogers Park e da casa dos meus filhos. Eles haviam comprado a casa de um ex-astro da TV dos anos 80 que havia perdido tudo. A casa já estava vazia havia um tempo quando eles a compraram e continuou assim por alguns anos, enquanto decidiam o que fazer com ela. Era uma propriedade caindo aos pedaços, mas que valia três milhões de dólares – afinal ficava em um bairro nobre. Era uma casa grande, com piscina e uma quadra de tênis enorme, cercada por um muro. Parecia a casa de Boo Radley no filme *O sol é para todos* – uma ruína cercada de vegetação selvagem e com ar mal-assombrado. Eu vivia resfriado lá dentro, pois as janelas estavam quebradas e o aquecimento não funcionava. A escadaria e as sacadas estavam precárias, e a casa não era limpa havia anos. Meus filhos odiaram-na porque era cheia de teias de aranha. Maria não sabia o que fazer com ela e me disse: "Fique lá até você dar um jeito na sua vida." Meu amigo Hiro me deu alguns móveis usados de escritório, eu comprei uma cama e me mudei para lá.

Na segunda noite na casa, dei de cara com um camundongo. A Carrie estava comigo no quarto, quando ouvimos um barulho.

"O que foi isso?", perguntou, puxando as cobertas para si.

"Não sei. Essa casa tem tantos barulhos estranhos, parece que estamos no meio do mato."

"Vá ver o que é", disse ela.

" O quê?"

"Levante da cama e vá olhar... Por favor."

Achei que o barulho fosse rangido de madeira ou os galhos das árvores raspando nas paredes externas. Mesmo assim, levantei e fui olhar – não consigo dizer "não" para uma mulher assustada. E lá estava ele: em cima da lareira de tijolos havia um camundongo em pé sobre as patas traseiras, mexendo os bigodinhos, me encarando e guinchando como se tentasse dizer algo.

"Olha, querida. É um camundongo.", disse eu.

"Um camundongo? O que ele está fazendo aqui no quarto?"

"Não sei. Vai ver que mora aqui. Até que ele é bonitinho."

Não me incomodo com camundongos e tenho certeza de que eles também não se incomodam comigo. Meu lema nessas horas é "cada um na sua".

"Dá pra você tirar ele daqui?", pediu ela.

"Como?" Apesar de não ter muita empatia, eu não tinha coragem de afugentar ou machucar um pequeno camundongo.

"Abra a porta e veja se ele vai embora", disse ela.

Abri a porta que dava para a sacada, que por sua vez tinha uma escadaria que descia até o pátio, e voltei para cama na esperança de que o bichinho entendesse a mensagem e fosse embora. Fiquei olhando para a porta e, finalmente, depois de uma hora ele saiu. Fiquei triste ao vê-lo partir, pois sua presença não me incomodava e ele parecia ser amistoso. Eu estava precisando de amigos, ainda que fossem de quatro patas.

Dois dias depois, ele voltou à lareira, e a partir de então aparecia três ou quatro vezes por semana, depois que eu ia para a cama. Eu nunca o via em nenhuma outra parte da casa, só naquela lareira. É claro que depois disso a lareira não foi usada para mais nada além de abrigar o pequeno camundongo. Ele aparecia, eu dizia "oi" e conversava um pouco com ele. Um tempo depois, quando eu estava tomando interferon, ficava falando com ele e o bichinho ficava parado lá, mexendo o focinho e escutando. Foi uma forma de terapia gratuita para mim.

Então, lá estava eu – separado da minha esposa, com uma situação profissional instável, morando numa casa decrépita e conversando com um camundongo. O fato de eu achar que não teria condições emocionais de enfrentar onze meses de tratamento de hepatite C – do qual eu nem tinha certeza se precisava mesmo – acabou afetando a minha interpretação de tudo o que o dr. Vierling dizia. Eu ficava o tempo todo tentando achar justificativas para não iniciar o tratamento. Por exemplo, quando ele disse que a minha fibrose hepática progredia lentamente – numa escala de 1 a 4 (na qual 1 é o melhor e 4 o pior) eu estava entre 2 e 3 –, o que eu ouvia de fato era: "Você está no nível 2, que não é tão ruim." Perguntei-lhe o que aconteceria se eu não fizesse tratamento. O quanto eu ficaria doente e o quão rápido isso aconteceria; se eu conseguiria me manter no nível 2 ou 3 para o resto da vida, ou se morreria em três meses. "É impossível prever qualquer uma dessas coisas", respondeu ele – além de ser verdade, esta é uma das características mais frustrantes da hepatite C. Cada pessoa desenvolve a doença à sua maneira, e é impossível prever o resultado.

Chris sóbrio

O tratamento não pode ser a única alternativa. Deve haver outras maneiras de lidar com isso.

Chris viciado

É isso aí, cara... As empresas farmacêuticas estão se matando para tentar achar cura para isso. O mercado é enorme, e logo logo eles vão achar uma solução milagrosa...

Ainda bem que não dei ouvidos ao Chris viciado, porque ele estava errado. O tratamento de hepatite C atual é praticamente o mesmo que eu fiz em 2001, e as estimativas mais otimistas indicam aumento de 10 a 20% no índice de cura nos próximos cinco anos. Não existe solução milagrosa e não existirá por um bom tempo. Mas, na época, eu não queria saber. Eu estava procurando qualquer desculpa para não ter que lidar com a minha doença. Se alguém me dissesse que eu podia curar hepatite C jogando purpurina na cabeça, eu teria acreditado.

E ninguém mente tão bem para nós quanto nós mesmos. Quando o dr. Vierling disse: "É bem provável que você piore, mas também existe a possibilidade de a doença estacionar", eu só ouvi o "mas", e me convenci de que não precisava me tratar.

Fui ver o dr. Huizenga, meu médico internista, para lhe dizer que havia decidido não fazer o tratamento. Contei a ele todas as minhas razões para não iniciar o tratamento e por que era totalmente sensato que eu não o começasse. Ele ficou ouvindo tudo impassível e, quando terminei, disse com leve tom de impaciência e até um pouco de raiva: "Escute o que está dizendo! Você tem mais de 70% de chance de se curar. Você tem ideia de quantas pessoas dariam tudo para estar no seu lugar?"

Ele não disse mais nada, nem precisava. Finalmente, a ficha tinha caído: me dei conta da gravidade da doença, das minhas chances de cura e da oportunidade que me ofereceram e que eu estava prestes a desperdiçar.

Chris sóbrio

Lembra da última vez que você fez o que quis? Ficou doente por quinze anos. Talvez devesse agir diferente desta vez. Escute o cara, ele é médico.

E foi aí que resolvi começar o tratamento.

Tenho sorte de ter uma assistente como Amy Smith. Ela é gentil, muito paciente e é a pessoa mais indicada para lidar com os pacientes mais difíceis, sem nunca reclamar. Nós atendemos muitos pacientes com hepatite C porque não há muitos lugares na nossa área que tratem a doença, já que muitos médicos se recusam a fazê-lo. Além de pacientes marginalizados com hepatite C, nós também tratamos de pacientes "normais" que também têm a doença. Amy e eu não nos importamos com a forma como a pessoa pegou a doença, tratamos todos da mesma maneira – afinal, o vírus também não faz distinções.

No entanto, existe uma vantagem em tratar pacientes viciados. A maioria que nos procura tem família, amigos ou conhecidos que foram diagnosticados com hepatite C, fizeram biópsia ou já se trataram. Apesar de os meus pacientes terem as mesmas paranoias sobre a doença que o Chris teve, eles tendem a ser mais pé-no-chão. Já o mesmo não pode ser dito sobre os demais pacientes.

"Você foi encaminhado para mim porque tem hepatite C", digo a esses pacientes enquanto leio suas fichas, procurando em vão os exames de sangue que não foram anexados ou não foram feitos. "Isso, vim aqui me tratar", respondem. Nessa hora sinto que teremos um problema. "Ótimo! E o que você sabe sobre o tratamento?" "Pouca coisa. Meu médico me mandou vir aqui para ser tratado." Era a resposta típica, mas não a que eu esperava, pois estava totalmente fora da realidade.

Ao descobrir que estão com hepatite C, a primeira coisa que as pessoas pensam é: "Preciso me curar." A verdade é que estamos tão acostumados com os tratamentos antimicrobianos, que a nossa primeira reação ao ficarmos doentes é tomar uma pílula para se curar. Contudo, apesar dos grandes avanços nos medicamentos para hepatite C, a coisa não é tão simples assim. Embora o tratamento seja muito eficiente e cure mais da metade dos pacientes que conseguem completá-lo, ele não é fácil.

O tratamento de hepatite C consiste no uso de dois medicamentos. O principal, como o Chris já mencionou, é o interferon injetável, geralmente combinado com ribavirina, que é administrado por via oral. Esses medicamentos são tomados durante seis a doze meses, ou mais, em alguns casos.

O interferon é um grupo de substâncias naturais produzidas e liberadas pelos leucócitos para combater algumas infecções, como a gripe. Ele foi descoberto em 1957 pelos médicos Alick Isaacs e Jean Lindenmann, que deveriam ter recebido o Prêmio Nobel por isso. O nome interferon vem da habilidade do remédio de interferir na reprodução dos vírus, e ele age como um grito de guerra convocando o sistema imunológico para atacá-los. Quando administrado em doses grandes, como no caso da hepatite C, ele aumenta a reação do sistema imunológico a tal ponto que muitos pacientes com infecção crônica conseguem eliminar por completo o vírus do fígado. Hoje em dia, existe o interferon peguilado, que age no organismo por mais tempo. O prefixo "PEG" remete a polietilenoglicol, que é uma cadeia de moléculas de carboidrato que envolve a molécula de interferon vulnerável para protegê-la contra a degradação e melhorar sua fixação nos tecidos. Atualmente, em vez de injetar interferon convencional três vezes por semana, os pacientes injetam interferon peguilado uma única vez por semana. Essa nova variação do medicamento ajudou a aumentar a porcentagem de cura de 40 para 55% – o que é um grande avanço.

Essa é a boa notícia. Já a má notícia, que o Chris também já mencionou, é que o interferon também é responsável pelos sintomas da gripe: febre, dores nos músculos e nas articulações e uma série de outros desconfortos físicos e mentais, sobre os quais falaremos com mais detalhes mais adiante.

A ribavirina é a aliada do interferon na guerra contra o vírus. Ela foi sintetizada pela primeira vez em 1970 por Joseph Witkowski, químico da ICN Pharmaceuticals. Inicialmente, foi usada como inalante para crianças com vírus respiratório sincicial (uma infecção comum das vias respiratórias), porque havia sido reprovada como remédio para gripe. Anos depois, descobriu-se que, usada junto ao interferon, a ribavirina ajudava no combate à hepatite C, e em 1998 ela foi aprovada para este uso.

Embora o seu mecanismo de ação ainda não seja inteiramente conhecido, pois sozinha a ribavirina não age contra a hepatite C, ela *tem o efeito de dobrar a eficácia do interferon. No entanto, a ribavirina também tem efeitos colaterais desagradáveis – entre os quais o mais sério é a anemia hemolítica, que causa uma quebra anormal de hemácias no sangue. Diferentemente de outros tipos de anemia, esta não responde ao ferro nem a outros suplementos vitamínicos e pode ter consequências sérias. Por isso, é muito importante fazer exames de sangue regulares durante o tratamento de hepatite C, pois se a anemia hemolítica não for detectada a tempo, ela pode ficar grave ao ponto de impor a interrupção do tratamento.*

É importante frisar também que o tratamento de hepatite C causa forte impacto físico e mental no paciente por 24 a 48 semanas, ou mais, dependendo do caso. Afinal, ele é nada mais nada menos que quimioterapia – o interferon também é usado para tratar câncer do rim e melanoma, um tipo de câncer de pele. É necessário fazer hemogramas regulares e, às vezes, implementar rígido monitoramento, a fim de detectar possíveis quedas nas células sanguíneas e muitos outros problemas. Ou seja, o tratamento de hepatite C exige muito mais do que simplesmente aparecer no consultório do médico e pedir uma receita.

Eu não sabia nada disso quando comecei a encaminhar meus pacientes para as biópsias hepáticas, pois achava que existia um lugar que tratasse de pessoas com hepatite C. Mas como naquela época o tratamento não era recomendado para viciados em drogas, e eu estava ciente do estigma social e do preconceito que eles enfrentavam quando eu os encaminhava para outros médicos, decidi-me a cuidar deles eu mesma e a aprender mais sobre a doença.

Em 1998, o New England Journal of Medicine publicou um estudo que se tornaria referência no uso de interferon e ribavirina para tratar da hepatite C. O artigo estava em minha mesa quando uma representante de vendas da Schering-Plough Corporation, chamada Stacey Coates, apareceu em meu consultório. Até hoje não sei como ou por que ela veio até mim – uma profissional especializada em medicina do vício que não sabia nada sobre hepatite C e que trabalhava em um consultório precário, em um prédio caindo aos pedaços, no campus *de um hospital desorganizado. Ela me perguntou se eu tratava pacientes com hepatite C, e eu disse que não. Perguntou se eu estava interessada em fazê-lo. Olhei para ela, incrédula, e depois de pensar por alguns segundos, respondi que sim. E de fato, não havia nenhuma outra resposta possível naquele momento.*

O INÍCIO DO TRATAMENTO

Quando decidi começar o tratamento, eu quis saber exatamente como seria. Naquela época, a hepatite C não tinha tanta visibilidade – diferentemente de hoje em dia, em que nas reuniões de viciados em recuperação sempre encontramos gente morrendo de câncer do fígado causado pela hepatite C. Alguns estão à procura de doadores, e muitos gostam de falar sobre o tratamento. Em 2001, a hepatite C ainda não era discutida abertamente, mas mesmo assim eu ouvi algumas histórias horríveis sobre o tratamento. Soube de um viciado em recuperação que acabou se viciando de novo em analgésicos; o interferon o deixou tão irritado e enlouquecido que uma vez ele puxou briga com um guarda de trânsito que o fizera encostar o carro. Ele quase levou um tiro e acabou sendo preso. Eu não queria ir para a cadeia e muito menos me viciar em drogas de novo.

Soube também de outro cara que havia passado onze meses deitado no sofá, sem levantar. Isso me assustava mais do que qualquer outra coisa, pois eu sempre fora muito ativo. Um dos meus lemas é "não dá para acertar um alvo em movimento". Seja qual fosse o motivo, eu não estava disposto a diminuir meu ritmo por nada e nem por ninguém. Cresci em uma família que acredita que a vida tem que ser vivida ao máximo, e isso a gente só consegue indo atrás das coisas. Eu sempre acreditei que se não estivesse sempre na ativa, fazendo e acontecendo, eu morreria. Por isso, jurei para mim mesmo que não ficaria prostrado durante o tratamento.

Ouvia histórias sobre pessoas que enlouqueceram, se mataram, voltaram ao vício e acabaram com o casamento por causa do tratamento de hepatite C. Embora isso possa acontecer, especialmente com viciados e alcoólatras, a maioria das pessoas consegue se tratar sem tantos problemas. Mas como eu havia sido um caso sério de vício e alcoolismo, é claro que a minha tendência era enxergar o lado mais difícil do tratamento. Toda vez que me consultava com os médicos, eu queria saber exatamente o que aconteceria comigo. Só que eles não sabiam. A única coisa que diziam era: "É impossível prever como os medicamentos afetarão cada um. Às vezes, achamos que o paciente não vai suportar, e ele consegue enfrentar o tratamento tranquilamente. Já outras pessoas simplesmente não desenvolvem tolerância aos remédios."

Nada disso que me diziam ajudava a me acalmar.

Minha família sempre teve atitude positiva em relação a doenças. Em maio de 2008, meu tio Ted Kennedy sofreu uma série de ataques e foi diagnosticado com tumor no cérebro; os médicos recomendaram que ele descansasse. A primeira coisa que ele fez foi sair para velejar. Eu amo meu tio Teddy! Quando eu era pequeno e ficava doente, minha família dizia: "Existem problemas bem maiores no mundo que a sua doença, e você pode escolher se quer ser parte do problema ou da solução". Por um lado, apesar de concordar com essa atitude de continuar vivendo a vida e não deixar a doença nos derrubar, ela não ajuda muito quando se trata de algo sério como o tratamento de hepatite C. Sou a favor de um meio-termo, já que em uma situação como essa todos precisam de carinho e atenção – que são coisas que eu nunca recebera e que acabei achando que não merecia.

Por isso, quando comecei a fazer o tratamento de hepatite C, disse a mim mesmo que o problema era meu e que quem deveria lidar com isso era eu. Não pedi ajuda para minha família e nem a envolvi em meu tratamento. Não contei para minha mãe que eu estava doente porque naquela época ela também estava passando por problemas de saúde. Também não pedi ajuda à minha esposa, pois além de ela estar brava comigo, eu não achava justo envolvê-la em mais uma de minhas crises.

Também não falei nada para os meus filhos, pois achava que eram novos demais para lidar com isso. David tinha 13 anos, Savannah, 10 e Matty, 3. Além disso, já estava acontecendo tanta coisa em suas vidas que eu não queria acrescentar mais um problema. Mas a verdade é que eu achava que minha família não tinha nada a ver com isso, pois o doente era eu e a culpa disso tudo era minha. Eu tinha que lidar com tudo isso sozinho e me condicionei a pensar assim. É claro que quando penso nisso hoje em dia, vejo que a minha família tinha tudo a ver com isso, afinal eu poderia ter morrido e eles tinham o direito de saber o que estava acontecendo. Eu deveria ter lhes contado e tê-los incluído na história toda.

Perguntei ao meu filho David, hoje com 21 anos, se ele se lembra de eu ter mencionado algo sobre hepatite C ou sobre o tratamento, e ele disse: "A única coisa que eu me lembro é que você vivia bravo e dizia que era por causa dos remédios que tomava."

David estava certo. Eu fiquei tão enfurecido durante o tratamento que até sujei meu nome na praça, pois toda vez que eu recebia uma conta ficava com raiva e não pagava. Um dos meus amigos do programa de reabilitação sempre que me encontrava dizia: "E aí, Chris? O 'interfúria' que você está tomando continua fazendo efeito?"

Era um círculo vicioso: o isolamento alimentava a raiva e a raiva fazia com que eu me isolasse cada vez mais. E essa não era a melhor maneira de agir.

Por isso, é fundamental receber apoio durante o tratamento, e não existe ninguém melhor para isso que a família ou o companheiro. A única coisa que eu tinha era uma namorada que eu conhecia havia pouco tempo, e no começo eu tivera a ideia absurda de não contar a ela que estava doente. Eu tinha medo de que ela terminasse comigo ou não quisesse mais fazer sexo. Mas acabei contando mesmo assim.

"Carrie, precisamos conversar", disse.

"O que foi?"

"Lembra que há duas semanas fiz exame de HIV e hepatite C?"

"Sim", respondeu ela em um tom de quem achava que eu tinha AIDS.

"Bem, eu não tenho AIDS."

"Que bom."

"Mas tenho hepatite C."

"O que é isso?", perguntou ela.

"É uma doença do sangue que ataca o fígado."

"É contagiosa?"

"Não exatamente. A não ser que a gente compartilhe uma seringa", respondi, tentando fazer graça.

Ela não achou graça.

"E quanto ao sexo?", perguntou.

"É mais fácil pegar da minha escova de dente que transando comigo", respondi, repetindo algo que achava ter ouvido de um dos médicos, mas sem estar totalmente seguro.

"Então é melhor não dividir sua escova de dentes com ninguém", respondeu ela.

Carrie e eu tivemos um relacionamento difícil, em parte pelas circunstâncias em que nos conhecemos e em parte por nossas personalidades. Ambos estávamos nos deixando levar pela emoção, e apesar de me deixar louco, ela me ajudava a lidar com a situação de um jeito que ninguém mais conseguira. Antes de mais nada, ela achava que era importante eu me manter consciente e atento a tudo o que estava acontecendo comigo. Isso era novidade para mim, pois quando usava drogas, a minha maneira de lidar com os problemas era me drogar e ficar inconsciente. Embora a reabilitação tivesse me mostrado os benefícios de enfrentar as coisas estando consciente, eu ainda tinha muito o que aprender nesse departamento.

Carrie também deixou claro que me ajudaria durante o tratamento. No começo, ela ia comigo ao hospital – algo que eu não deixara ninguém fazer antes –, mas depois de um tempo ela foi perdendo o interesse em virtude da deterioração do nosso relacionamento, mas também por estar muito ocupada com as suas coisas e por meu gênio se tornar cada vez mais difícil. Eu sempre lidara com meus problemas de saúde sozinho, porque havia sido criado dessa forma e porque na maioria das vezes eles haviam sido causados por mim mesmo. Quando você vai parar pela quarta vez no hospital por causa de uma *overdose* de drogas e todos ficam em volta da sua cama dizendo: "E agora, o que vamos fazer com você?", você acaba afastando as pessoas próximas dessa parte da sua vida.

Eu também sentia vergonha e culpa por ter hepatite C, pois me achava responsável por ter contraído a doença. Sabia que era consequência do meu vício, que por sua vez é uma doença do cérebro, mas mesmo assim me culpava pelo que havia acontecido. Pensava no fato de que quinze anos após ter largado o vício, ele estava perturbando a minha vida de novo. Meu tratamento de hepatite C foi uma experiência solitária, causada tanto pelo meu estado de espírito quanto pelo tratamento em si. Eu me sentava na cama preparando a seringa de interferon e, embora não soubesse quais efeitos ele teria, já esperava pelo pior. Eu me sentia muito sozinho e alienado do mundo e das pessoas que faziam parte da minha vida.

Nessas condições, é fácil acreditar que a cura é pior que a doença em si. Mas se você se deixar levar por isso, acabará interrompendo o tratamento, pois ele é realmente muito difícil. Você tem que pensar que, apesar de tudo, ele também leva à cura e à eliminação de um vírus potencialmente fatal do organismo. Eu estava ciente disso, e foi essa certeza que me ajudou a enfrentar o tratamento e salvou a minha vida.

> *A hepatite C causa revolução na vida do paciente. Para quem está de fora, a decisão de fazer tratamento pode parecer muito simples, mas só quem já passou por isso sabe o quanto ela é assustadora. Um dos meus primeiros pacientes de hepatite C foi Ron, um homem com pouco mais de 50 anos. Após décadas de uso de heroína, ele havia passado para metadona e parado de usar drogas, permitindo assim que eu lhe receitasse antidepressivos e mantivesse seu diabetes e a pressão alta sob controle. O caso de Ron foi um sucesso, além de ter sido um dos meus primeiros diagnósticos de hepatite C e um dos poucos azarados a desenvolver cirrose – a qual não precisei de biópsia para constatar. Era óbvio que ele precisava de tratamento.*
>
> *Nós havíamos marcado uma consulta para discutir seu encaminhamento para um gastroenterologista, e, apesar de tê-lo visto na sala de espera antes, quando o chamei para entrar ele não*

estava mais lá. Atendi outro paciente, e Ron ainda não havia voltado – o que não era do seu feitio. Perguntei por ele, e alguém disse que ele provavelmente estaria em seu caminhão. Dito e feito. Só que ele não estava exatamente dentro do caminhão, e sim encostado na traseira do veículo, quase caindo, feito um saco de batata. Ele estava tão estressado com a ideia do tratamento de hepatite C que tomara 4 comprimidos de 10 mg de Valium e fora se distrair arrumando as coisas na traseira do caminhão. Só que ele acabou adormecendo em pé.

Antes de começar a tratar hepatite C, minhas experiências com pacientes não eram tão estranhas assim – embora não ficassem muito longe disso. Isso se devia em parte ao tipo de paciente que eu tratava, mas também ao fato de que eu não havia me dado conta do quão estressante era para uma pessoa ouvir que precisava se tratar de hepatite C. Quando finalmente entendi isso, resolvi aprender a tratar eu mesma essa doença. Meus pacientes reagiam melhor quando recebiam atenção especial, e eu sabia que não teriam isso em outro lugar.

Outro fato que me levou a aprender a tratar a doença foi o meu fracasso em convencer outros médicos de que meus pacientes precisavam de tratamento. Eu até entenderia a atitude deles se eu só estivesse lhes encaminhando viciados, sem-teto e esquizofrênicos – mas não era assim. Eu escolhia os pacientes a dedo e eram pessoas de quem eu gostava. Eram pontuais, e eu já estava tratando de todos os seus outros problemas físicos e mentais. No entanto, nem todos os médicos conseguiam enxergar além do histórico dos pacientes e davam milhões de desculpas para não os tratar.

Quando Stacey Coates, da Schering-Plough, apareceu em meu consultório, um paciente meu havia acabado de morrer de falência hepática. Eu disse a ela que guardasse os catálogos sobre tratamento de hepatite C porque eu já tinha uma cópia do principal artigo científico sobre o assunto e que não gostava daqueles materiais promocionais.

No entanto, pedi-lhe uma bula do remédio, pois podem ser úteis se você consegue enxergar as letras minúsculas. A bula contém todas as informações (positivas e negativas) sobre o remédio exigidas pela FDA, o órgão regulador de medicamentos e alimentos nos EUA, e eu queria saber todas as informações negativas.

De fato, informação negativa era o que não faltava. Eu já sabia que o interferon podia causar uma redução no número de leucócitos e de plaquetas sanguíneas, além de anemia hemolítica, problemas de tireoide, infecções, problemas cardíacos e agravamento de doenças pulmonares. Esses problemas não me assustavam porque eu era qualificada para lidar com eles. No entanto, o tratamento de hepatite C não se resumia a isso.

Minha maior preocupação era com o nível de toxicidade neuropsiquiátrica do interferon – que, em poucas palavras, corresponde a uma lista enorme de doenças importantes, como depressão, mania e psicose, além de efeitos colaterais como insônia, irritabilidade, ansiedade, fadiga e confusão mental. Como alguns dos meus pacientes já apresentavam alguns desses problemas, os quais provavelmente seriam agravados pelo medicamento, eu queria evitar uma série de tragédias.

Além disso, meus pacientes costumavam criar estratégias alternativas para lidar com seus problemas, que por sua vez acabavam causando mais problemas ainda. O termo para isso é "automedicação", que nesse caso significa prescrever para viciados um tratamento baseado em substâncias tóxicas que podem provocar uma recaída. E o vício é muito mais letal que a hepatite C.

Carrie sabia cuidar de si mesma – coisa que eu nunca soubera fazer muito bem. Por exemplo, sabendo o quanto eu odiava hospitais, ela dizia: "Quando estiver lá, erga uma parede de luz ao seu redor para protegê-lo de todas as coisas ruins que você associa a hospitais." Eu nunca havia ficado em um hospital envolto por uma parede de luz e achei essa sensação muito reconfortante e terapêutica.

Não costumo fazer planos com antecedência. Geralmente, tomo uma decisão e vou adiante, sem pensar muito. Carrie era o contrário.

"O que você pretende com esse tratamento?", perguntou.

"Como assim, 'pretende'?", respondi.

"O que vai ganhar com isso, e como?", retrucou ela, como se o que acabara de dizer fosse algo óbvio de se considerar.

"Quero que funcione e que eu me livre desse vírus."

"O que mais?"

"Sei lá!", respondi, meio na defensiva.

"Então acho bom você começar a pensar nisso", respondeu ela.

Eu nunca havia pensado no tratamento sob esse prisma, então decidi deixar bem claro na minha cabeça quais eram as minhas intenções em relação a ele. Encarei aquele período como os meus 40 dias e 40 noites vagando pelo deserto, como se estivesse caminhando sobre o fio da navalha: de um lado havia a morte, e do outro transformação. Eu queria que fosse uma experiência transformadora – tanto do ponto de vista físico quanto emocional e espiritual. Em uma atitude mais focada e pragmática, dividi o objetivo geral de transformação em cinco intenções específicas:

1. Não usar drogas nem ingerir álcool.
2. Garantir que o tratamento funcione.
3. Concluir o tratamento.
4. Não me matar.
5. Não matar outras pessoas.

Eu consegui cumprir as cinco intenções. Levei-as a sério e nos onze meses seguintes me lembrava delas constantemente.

Obviamente, a questão de sexo seguro surgiu de novo, e a verdade é que nós não usávamos proteção. Quando os médicos disseram que o HCV não é transmitido por sexo tão facilmente quanto o HIV, entendi que não havia HCV no sêmen, só no sangue, e que para ocorrer transmissão do vírus da hepatite C durante o sexo seria necessário haver contato através do sangue. Ou seja, achei que isso só ocorresse durante sexo violento, que não era o nosso caso. Apeguei-me à frase "É mais fácil pegar da escova de dente que transando", mesmo que não tivesse certeza de tê-la ouvido. Como eu não tinha dúvida de que pegara hepatite C por meio de agulhas, achava que se ficasse longe delas não a transmitiria para mais ninguém. Carrie tentou checar com seu médico, mas como a maioria dos internistas, ele sabia muito pouco sobre a doença. Assim, ela decidiu confiar no meu médico e apesar de eu não poder garantir que ela não seria infectada, nós nunca usamos camisinha. Mas é claro que havia a possibilidade de transmissão.

Eu também estava nervoso em relação aos efeitos do interferon e da ribavirina nessa área, pois havia escutado que eles podem afetar a libido e o desempenho sexual. Afinal, quem tem vontade de transar quando está doente, deprimido e cansado?

Chris viciado

Você consegue, cara. Um pouco de fadiga ou depressão nunca tiraram a sua libido. Já o desempenho é outra história. Se eu fosse você, eu tomava alguma coisa pra garantir.

Chris sóbrio

Viagra?

Chris viciado

Esse remédio deixa você potente até depois de morto! Se eu fosse você, pedia para o médico receitar um monte.

Vamos falar mais uma vez sobre os fatores de risco. A palavra principal aqui é "sangue". Embora escovas de dente possam transmitir o vírus por causa de sangramentos na gengiva, isso é bem mais na teoria do que na prática. Na verdade, não conheço nenhum caso de hepatite C relacionado a isso.

Por outro lado, nós sabemos que a hepatite C pode ser transmitida pelo sexo. Embora seja mais raro, ocorre em 2% dos relacionamentos monogâmicos estáveis. E o que o Chris disse sobre o vírus não estar presente no sêmen não é verdade: a hepatite C já foi detectada no sêmen, embora em quantidades pequenas. Por isso, de acordo com o Centers for Disease Control (CDC), embora a camisinha não seja necessária em relacionamentos de longa data, ela deve ser usada no início de todos os relacionamentos, assim como por pessoas que possuem vários parceiros ou que tenham doenças sexualmente transmissíveis.

Lembre-se: apesar de o risco de transmissão ser pequeno, existem muito mais adultos sexualmente ativos que usuários de drogas injetáveis – e é por isso que se estima que uma porcentagem relativamente alta de portadores de hepatite C nos EUA contraíram a doença por meio de relações sexuais.

Como já disse antes, é muito mais fácil suportar o tratamento se você tiver ao seu lado pessoas que possam ajudá-lo. É claro que sempre existe a tentação de manter o tratamento em segredo, pois ele é praticamente imperceptível para quem está de fora. Ele tem alguns efeitos físicos, mas nada como queda total dos cabelos ou coisa do gênero. Embora seja possível fazer o tratamento inteiro sem que os outros fiquem sabendo, isso não é uma boa ideia. O tratamento em si já faz com que você se isole do resto do mundo; por isso, fazê-lo sozinho faz a gente se sentir um pária, alguém com uma doença terrível e inaceitável. Se juntarmos a isso os efeitos psicológicos e emocionais da medicação, o resultado pode ser fatal.

Eu vivia me perguntando se estava fazendo tudo certo, pois os riscos eram tão grandes que eu queria evitar qualquer tipo de deslize. Embora o interferon já viesse com as doses previamente medidas, eu sempre estava com medo de cometer um erro que pudesse comprometer o tratamento. E esse questionamento constante me desgastava.

Acho que essa foi a coisa mais importante que eu aprendi com tudo isso. Antes do tratamento, minha atitude em relação a doenças era me cuidar sozinho, sem falar ou reclamar de nada. "Cure-se logo e pare de choramingar". Isso pode ser útil em algumas situações e até mesmo admirável, mas não é sempre a melhor atitude. Especialmente em se tratando de hepatite C, que exige tanto do paciente e o deixa física e emocionalmente debilitado. Como disse antes, acredito muito em deixar claro desde o começo quais são as suas intenções. Se você estiver disposto a derrotar essa doença e cercar-se de pessoas que o amam e que ficarão ao seu lado, as chances de permanecer firme nelas serão muito maiores.

No entanto, eu não me sentia capaz de envolver minha família no tratamento, mas recebi muito apoio dos grupos de reabilitação de viciados dos quais eu fazia parte. Pelo fato de eu ter pegado a doença através do vício, eu me identificava mais com outros viciados e alcoólatras. Aquela era a minha tribo, e eu sabia que se pirasse ou ficasse com medo, era só ligar para um deles que entenderiam exatamente o que eu sentia. Em vez de falar "Por que você simplesmente não para com isso?", eles me diriam, sem nenhuma espécie de julgamento, coisas do tipo "Entendo o que você está passando. Não se preocupe, você está indo muito bem. Continue vivendo um dia após o outro." Alguns dos meus amigos estavam disponíveis 24 horas por dia, 7 dias por semana para mim. Eles sempre atendiam ao telefone ou me visitavam quando eu chamava. Meu amigo Bill praticamente se mudou para minha casa para que eu não ficasse isolado; Kale aguentou todas as minhas crises de autoanálise e de preocupação; e Andrea passava dias ao telefone me ouvindo reclamar sobre minha namorada maluca. Reabilitação é assim. O companheirismo e apoio estavam lá quando larguei as drogas e reapareceram durante o tratamento de hepatite C, pois era o mesmo tipo de situação de vida ou morte. Meus colegas de reabilitação agiam como se minha vida dependesse deles – e dependia mesmo.

Além de me fazer companhia e ouvir meus desabafos, esses amigos me lembravam diariamente dos princípios que eu aprendera durante a reabilitação e que agora me ajudariam na minha luta contra a hepatite C: um dia de cada vez; dar a volta por cima; acreditar num poder mais forte do que eu, capaz de fazer coisas que eu não consigo; acreditar que essa provação tem propósito e que essa experiência trará resultados positivos; mesmo se os resultados não forem como eu imagino, eles serão o que eu preciso; a dor leva ao crescimento espiritual; e independentemente do resultado, a experiência trará consigo algo valioso.

Houve uma única vez em que não recebi apoio incondicional, mas no final acabou dando tudo certo. Foi durante uma reunião de um dos grupos de reabilitação, e eu estava furioso, doente e cansado de tudo. Nesse grupo, em vez de levantar a mão para falar, eles nos chamavam. Quando o coordenador do grupo – um motoqueiro grande e musculoso – me chamou, eu explodi. Bradei: "Não quero estar aqui. Não gosto de vocês. Vocês não sabem porcaria nenhuma." Esbravejei por cinco minutos e não queria que ninguém dissesse ou fizesse nada para me confortar. Só queria que me deixassem em paz.

Eu frequentava essas reuniões havia quinze anos e sabia que se não externasse a minha raiva, ela poderia comprometer o meu tratamento e me levar a uma recaída. Um dos princípios básicos da reabilitação é dar para receber. É preciso oferecer apoio aos novatos e aos que não conseguem se manter sóbrios, e dizer sempre "Anote o meu telefone e me ligue se precisar conversar", mesmo que seja a última coisa que você queira fazer naquele momento. Havia um novato nesse grupo que acabei de mencionar que estava sóbrio havia 25 dias. Depois da reunião me aproximei dele enquanto ele falava com o coordenador. "Oi, meu nome é Chris. Aqui está meu telefone, se tiver problemas para ficar sóbrio, me ligue." Aí o motoqueiro vira-se para mim e diz: "Olha Chris, ele não precisa do seu telefone porque ele já sabe ficar bravo."

Chris viciado
Que babaca. Você não vai deixar barato, não é?

Chris sóbrio
Mas é verdade, eu fiquei bravo mesmo.

Chris viciado
Se não extravasar a sua raiva nessas reuniões, onde é que você vai fazer isso?

Chris sóbrio
Talvez ele tenha razão. Acho que estou perdendo a cabeça. Se o grupo de reabilitação acha que estou extrapolando, talvez eu esteja mesmo.

Chris viciado
Esse cara passou dos limites. Essas reuniões servem para isso. Você tem direito de extravasar e pirar o quanto quiser, contanto que não volte a tomar nada.

Então respondi a ele: "Vá se danar, cara!", dei meu telefone para o novato e saí.

Por um lado o motoqueiro estava certo. Porém, o bom desses grupos de ajuda mútua é poder falar exatamente o que estamos sentindo sem ser julgado. Eu havia sido julgado, e não era disso que eu precisava. Naquele momento, eu era um babaca cheio de raiva, e do que eu mais precisava era de um lugar onde pudesse me comportar como tal.

Algumas semanas depois, o cara veio me pedir desculpas e disse: "Cara, eu não devia ter falado aquilo pra você." Ainda bem, pois isso me devolveu a sensação de que havia um lugar onde eu pudesse ficar bravo ou deprimido e, ainda assim, receber o apoio do qual precisava. Na verdade, aquela foi a única vez em que fui criticado em um desses grupos, e a culpa não foi inteiramente do coordenador, pois ele não fazia ideia do que eu estava passando. Eu não costumava levantar a mão e dizer que estava fazendo tratamento de hepatite C em todas as reuniões, pois não queria chamar a atenção. Não me entenda mal: apesar de estar cheio de autopiedade e de precisar do apoio e compreensão das pessoas mais próximas, eu não queria chamar a atenção do público. Além disso, eu tinha outras coisas para falar, pois havia outros problemas na minha vida que me interessavam muito mais do que o tratamento.

Hoje em dia, eu sei que é muito importante para as pessoas em tratamento ouvirem sobre as experiências de quem já passou por isso. Se eu pudesse voltar ao passado e mudar alguma coisa, eu falaria mais com as pessoas sobre o meu tratamento. Mas quando penso nisso, chego à conclusão de que uma parte de mim não queria aceitar o fato, e é por isso que eu não conseguia me abrir. Essa atitude tornou o processo bem mais difícil, tanto para mim quanto para os que me cercavam.

A ideia de uma rede de apoio não me interessou muito no início, porque não se encaixava nos princípios da medicina tradicional de tratar pacientes com medicamentos e intervenções. Foi só depois que comecei a tratar de viciados que percebi a eficácia dessas redes.

Isso aconteceu quando conheci o dr. Don Kurth, especialista em psiquiatria do vício, que estava prestes a se tornar presidente da California Society of Addiction Medicine – uma organização da qual eu era membro. Ele era um ex-alcoólatra e falava abertamente sobre sua incrível história de vida com quem quisesse ouvir. Começamos a falar sobre sua recuperação, e ele perguntou se eu já havia ido a uma reunião dos Alcoólatras Anônimos. Como eu já estava nessa área havia alguns anos, fiquei envergonhada ao dizer que não. Então, ele me convidou para uma reunião.

Quem não é da comunidade de viciados em reabilitação costuma ser cético em relação ao AA, Narcóticos Anônimos e outras organizações de recuperação que utilizam o mesmo método. Eu era cética quanto a essas iniciativas. Para mim, esses grupos não passavam de um monte de gente que se reunia para falar sobre não poder beber, não poder usar drogas ou não poder fazer seja lá o que fosse que eles gostariam de fazer. Grande coisa! Apesar de o meu ceticismo ter diminuído após evidências médicas provarem que o método de recuperação do AA era tão ou mais eficaz que quaisquer outros tipos de intervenção comportamental, meu preconceito persistia. Eu não sou uma pessoa fácil de convencer, mas neste caso minha atitude mudou completamente após uma hora de reunião do AA. Fiquei embasbacada com a honestidade, generosidade e apoio do grupo. Os participantes saíam da reunião fortalecidos pelo elo comum que havia entre eles e prontos para enfrentar mais um dia.

Embora ninguém naquela sala, exceto o dr. Kurth, tivesse notado a minha presença, aquela experiência mudaria por completo a minha atitude em relação ao tratamento de hepatite C em pacientes viciados, doentes mentais e sem-teto. Diferentemente dos outros tipos de paciente, eles não conseguiam se abrir, e isso afetava a minha capacidade de orientá-los e apoiá-los da forma como tanto precisavam. O trabalho de esclarecimento sobre a doença já estava sendo difícil, porque o número de pacientes infectados era enorme – sem contar que eu queria evitar que mais gente entrasse em coma no estacionamento. Mas o principal motivo era que muitos dos meus pacientes já haviam morrido de hepatite C, e os que estavam morrendo necessitavam de apoio adicional. Por isso, a fim de ajudar essas pessoas, decidi adotar o modelo de apoio comunitário.

Alguns viciados em recuperação acham que quem está sóbrio não deve tomar antidepressivos, mas eu não concordo com isso. Não tenho nada contra antidepressivos para quem precisa, mas eu, pessoalmente, não quero tomá-los. Quero vivenciar ao máximo todos os aspectos da minha vida – afinal, sou ator e acredito que devemos experimentar tudo, bom e ruim. Além disso, passei grande parte da minha vida drogado, deitado em um sofá, e não quero passar por isso de novo. Meu desejo é estar consciente o tempo todo.

Como a depressão é um efeito colateral comum do tratamento com interferon/ribavirina, o dr. Vierling propôs que eu tomasse um antidepressivo no início do tratamento, mas eu recusei. Até então, eu não sabia que antidepressivos eram receitados para esse tratamento, e hoje em dia acho que é padrão. No entanto, alguns meses após o início do tratamento, senti que precisava de um antidepressivo e pedi ao dr. Viering. Mas era tarde demais, pois esses medicamentos levam semanas para fazer efeito e só me faltavam dois meses de tratamento – aos quais eu teria que acrescentar um mês ou mais de redução paulatina do antidepressivo, caso quisesse tomá-lo. Decidi então que não precisava do remédio.

Durante seu tratamento, meu amigo Bill tomou Paxil; segundo ele, largar o antidepressivo havia sido quase tão difícil quanto o tratamento em si. Ainda bem que eu havia me livrado disso.

Aproveitando o ensejo, gostaria de dizer que o interferon pode fazer os pacientes pirarem. Na melhor das hipóteses, ele deixa as pessoas meio nervosas e irritadas durante os seis meses a um ano de tratamento, e na pior, ele as leva ao suicídio, a matar outras pessoas ou a enlouquecer completamente. Sempre escuto dos meus pacientes: "Não quero tomar aquela pílula de maluco." Se os efeitos colaterais do tratamento fossem náusea, coceira, erupção cutânea, você não tomaria um remédio para combatê-los? O mesmo se aplica ao seu humor: já que o interferon pode deixá-lo louco, então é melhor tomar algo para prevenir.

Um paciente meu chamado Bob sofria de depressão bipolar, e duas semanas após iniciar o tratamento de hepatite C, ele me disse que nunca se sentira tão bem. Porém, vim a descobrir mais tarde que isso não é um bom sinal, pois, 14 semanas após o início do tratamento, Bob sofreu uma crise de mania aguda e teve que ser internado em um hospital psiquiátrico. Ele tomou medicamentos psiquiátricos e, meses depois, quando já havia se estabilizado, recomeçamos o tratamento de hepatite C. Na segunda vez, a mania demorou o dobro do tempo para se manifestar, e ele acabou internado de novo. Mas como Bob tinha uma cirrose em estado avançado, decidimos esperar uns dois anos antes de tentar de novo. Na terceira vez, tomei muito cuidado com os medicamentos e, embora não tivesse sido fácil, ele se curou. Como se vê, as "pílulas de maluco" salvaram sua vida.

É necessário certo preparo antes de iniciar o tratamento de hepatite C. Por exemplo, eu tive que aprender a aplicar injeção sozinho. Apesar de já ter me injetado milhares de vezes, eu só havia aplicado injeção intravenosa, e para o tratamento teria que aplicar injeções subcutâneas na coxa.

Eu estava preocupado em não conseguir seguir o protocolo à risca, pois não sou disciplinado nem organizado e nunca havia ficado doente a ponto de ter que seguir um tratamento diário durante meses. O mais parecido a esse regime que eu enfrentara havia sido com a metadona, que era muito fácil: só precisava aparecer na clínica, receber a dose e bebê-la.

Este tratamento era bem mais complicado. Eu tinha que injetar interferon semanalmente, tomar comprimidos de ribavirina duas vezes por dia e ir ao hospital uma vez por mês para fazer exames de sangue. Embora os exames de carga viral fossem feitos só no terceiro e no sexto mês do tratamento, havia outras coisas para checar mensalmente. Por exemplo, o interferon pode afetar a produção de hemácias e causar anemia grave, portanto isso deve ser acompanhado de perto. Depois de cada exame de sangue, o hospital me dava os remédios para o próximo mês.

Eu também tinha medo de não lembrar de tudo que precisava tomar e em que horário. E isso também pode ser um problema, pois, entre os efeitos colaterais que me acometeram, tive confusão e falta de memória. Vivia com medo de me confundir e acabar tomando uma dose menor que a necessária.

A minha atitude durante todo o processo era: estou matando esse vírus. Talvez eu tenha assistido a desenhos animados demais na infância, mas na minha cabeça eu visualizava o vírus da hepatite C como um desses bichos peludos, roxos e pretos, cheio de dentes gigantes, correndo pelo meu corpo e abocanhando pedaços enormes do meu fígado. E quando eu injetasse o remédio, um deles gritaria: "É o interferon! Corram!", e o remédio inundaria meu corpo, destruindo esses desgraçados. Só que um dos bichos seria mais esperto que os outros e conseguiria se esconder do interferon. E era esse cara que eu queria pegar! *Essa* era a minha preocupação: de, sem querer, esquecer de tomar a dose que acabaria com o maldito vírus que estava escondido no meu baço ou num cantinho remoto do meu fígado. Estava obcecado com a ideia de seguir tudo à risca para que o vírus não tivesse a menor chance.

Depois de toda a preparação, chegou a noite da minha primeira injeção de interferon. Eu sabia que estava prestes a começar algo que duraria onze meses e que não tinha garantia de funcionar, mas prometera a mim mesmo que daria certo. Tentei manter o pensamento positivo, mas a verdade é que estava apavorado.

Grande parte do meu medo inicial era com relação aos efeitos colaterais da medicação. O que mais me assustava era os efeitos físicos, porque embora os efeitos psicológicos fossem bem mais sérios, na época eu não sabia disso.

Lembro-me de voltar para minha casa que caía aos pedaços, onde meu único amigo era um camundongo, e de estar ciente do fato de que minha vida havia desmoronado por completo:

família, carreira, tudo... Preparei a seringa com interferon e os dois comprimidos de ribavirina e disse: "Este é o início dos meus 40 dias e 40 noites. Ou sofro uma transformação radical ou morro." Enfiei a agulha na coxa, engoli os comprimidos e esperei para ver se algo acontecia.

Quando estou com medo, preciso fazer alguma coisa. Quando o meu primeiro filho nasceu, fiquei felicíssimo, mas também assustado, por isso fui para casa e lavei todas as janelas. Depois de tomar os remédios, me deu uma vontade incontrolável de mudar os móveis, e foi isso que eu fiz. Resolvi mudar a TV para o quarto. Isso foi antes das TVs LCD, e ela era enorme, uma Sony Trinitron de mais de 50 quilos. Foram necessárias quatro pessoas para carregá-la para a casa, mas eu consegui levá-la sozinho escada acima. Foi como naquelas histórias que ouvimos sobre o medo fazer uma pessoa levantar um carro sozinha.

Só que quando cheguei ao quarto, entrei em pânico porque achei que com a TV lá eu nunca mais levantaria da cama e ficaria como aquele cara que passou os onze meses no sofá. Então, levei a TV de volta para baixo e me deitei, exausto. Em seguida, me dei conta de que nada havia acontecido comigo – eu não estava sentindo nada diferente. Depois disso, finalmente consegui dormir.

Acordei no meio daquela noite com a sensação de que algo estranho, desagradável e forte havia entrado no meu corpo, mas só 24 horas depois comecei a sentir os efeitos do remédio. Senti dores e cansaço, um desconforto horrível parecido com o de uma gripe. Parecia que a minha energia estava sendo sugada e que eu estava entrando em um abismo escuro. Depois de uns dois dias me sentindo assim, comecei a melhorar. A cada dia que passava os efeitos diminuíam, e quando eu já estava quase normal, era hora da próxima injeção.

Foi assim continuamente, durante 48 semanas.

Quando as pessoas decidem fazer o tratamento já querem começar logo de cara, sem entender o quanto será difícil e o quanto será exigido delas. Meus primeiros pacientes de hepatite C mostraram a mim, e uns aos outros, que essa atitude estava destinada ao fracasso. O tratamento de hepatite C é como correr uma maratona: é preciso se preparar com antecedência.

Selecionei um grupo de cinco pacientes com hepatite C que me inspiravam confiança, estavam interessados e de fato precisavam de tratamento – eu tinha sorte de ter um número grande de pessoas disponíveis. Earl, Phil, Linette e Cinnamon já estavam com cirrose, e Mary tinha fibrose septal focal, como o Chris. Apesar de saber que eu não tinha experiência, preferiram se tratar comigo do que com os especialistas que certamente os tratariam como inferiores.

O primeiro passo foi orientá-los sobre a doença e o tratamento – e fazer isso com um grupo de cinco era bem mais fácil do que num atendimento individual, uma vez que eu não precisaria repetir as mesmas coisas várias vezes. Falamos sobre o fígado e o vírus, sobre transmissão e prevenção. Também discutimos a importância de evitar, ou pelo menos reduzir, o consumo de bebidas alcoólicas. O nosso mantra era "álcool e hepatite C são como gasolina e fogo". Falamos sobre os aspectos básicos do tratamento: as injeções de interferon e como aplicá-las; ribavirina e sua administração duas vezes por dia, em doses de quatro a seis comprimidos, de acordo com o genótipo e o peso do paciente; como determinar a duração do tratamento: 24 semanas para os genótipos 2 e 3, que são "bons", e 48 semanas para os outros.

Discutimos o acompanhamento do tratamento: seriam necessários exames de sangue na segunda e na quarta semana, e a cada quatro semanas depois disso, para detectar possíveis reduções na contagem de células sanguíneas e outros problemas causados pelo tratamento. Na 12ª semana, é realizado o primeiro exame de carga *viral, e se ele não indicar redução de pelo menos cem vezes, as chances de sucesso baixam para 2 a 3%. No entanto, quando ocorre a redução necessária ou a carga viral não é detectada – a chamada resposta virológica precoce (RVP) –, o tratamento tem chances de dar certo. O grupo entendeu que a ausência do vírus durante o tratamento ou no final dele era um sinal de esperança, e não de sucesso total. O nosso objetivo era alcançar a resposta virológica sustentada (RVS), na qual seis meses após o fim do tratamento o vírus não é mais detectado no organismo. Mais de 90% dos pacientes que apresentam RVS provavelmente estão curados.*

É claro que também conversamos sobre os efeitos colaterais. Ninguém sabe por que, mas beber de 15 a 20 copos de 200 mL de água por dia é a melhor maneira de ajudar a combater os efeitos colaterais. Também falei da importância de fazer um pouco de exercício físico, mesmo para aqueles que têm dificuldade até em levantar da cama. As discussões eram interativas, baseadas em perguntas e dúvidas do grupo e em evidências científicas. O resultado foi muito positivo, e ninguém saiu de lá assustado.

Earl e Phil concordaram em começar o tratamento primeiro, já que os dois tinham o genótipo 1. Vinte semanas depois, o grupo inteiro estava em tratamento. Os cinco comportaram-se de maneira incrível: sérios, dedicados e comprometidos, e eu estava convencida de que ainda tínhamos muito mais pela frente. Preenchi os formulários para a criação da nossa nova clínica comunitária sem fins lucrativos, a Organization to Achieve Solutions in Substance-Abuse (O.A.S.I.S.), que após muitos tropeços e percalços se tornaria líder no tratamento de hepatite C em pacientes viciados. Mas, naquele momento, ainda nos apoiávamos uns aos outros.

A CONTINUAÇÃO DO TRATAMENTO

PASSEI BOA PARTE do meu tratamento na sala de espera do setor de hepatologia do Cedars-Sinai, e sempre havia algum paciente com aspecto totalmente amarelado sentado lá – ou seja, alguém com câncer do fígado em estágio avançado. Havia também muitos à espera de transplante ou tentando lidar com o pós-operatório do transplante. Eles pareciam felizes por estarem vivos, mas sinceramente eu não gostaria de ter aquele tipo de vida. Contudo, como nunca se sabe, talvez eu também passasse por isso.

Uma das coisas que aprendi foi que se você tem hepatite C, um transplante de fígado não vai necessariamente salvar a sua vida. Em primeiro lugar, o transplante é incrivelmente caro, e espera-se muito tempo até achar um doador compatível. Infelizmente, os babuínos não se enquadram nessa categoria. Se você entrar em uma lista, não há garantias de que um fígado apareça a tempo de salvá-lo, e se você tiver a sorte de conseguir um, há chances de o seu organismo rejeitá-lo. Nesse caso, é preciso tomar, para o resto da vida, remédios antirrejeição que prejudicam o seu sistema imunológico, sem contar que a cirurgia deixa uma cicatriz grande e feia. Como se isso não bastasse, o transplante de fígado não garante que o vírus da hepatite C não voltará – e se ele volta, geralmente é com força total, causando cirrose em poucos anos e, em pouco tempo depois disso, morte.

Apesar de todos esses riscos, eu não descartava a ideia de um transplante em caso de última necessidade.

Chris sóbrio
Se o interferon não funcionar, a gente arranja um fígado novo.

Chris viciado
Ótimo, assim você poderá ficar igual a essas pessoas aqui.

Chris sóbrio
Pelo menos, eu tenho uma opção.

Chris viciado
Não, o que você tem é a lista. E se você for o número nove milhões?

Era nisso que eu pensava enquanto ficava sentado naquela sala de espera.

> *Transplante de fígado é um assunto interessante. O principal motivo a favor é o fato de que 10 mil pessoas morrem por ano de hepatite C nos EUA. Infelizmente, para cada pessoa que recebe um fígado novo, quatro morrem esperando um órgão. É uma cirurgia difícil e de grande porte, e a remoção do fígado não cura a hepatite C, pois ainda sobra quantidade suficiente do vírus na corrente sanguínea para infectar o fígado novo. E se isso ocorre, o órgão novo torna-se cirrótico bem mais rapidamente que o antigo, e o paciente deve fazer tratamento de hepatite C de qualquer jeito. Portanto, se você tiver hepatite C, não se engane achando que um transplante é a melhor opção.*

Certamente, vão surgir novos medicamentos que melhorarão os resultados do tratamento de hepatite C, mas, até lá, o interferon ainda será usado por muito tempo. Em outras palavras, o tratamento ficará melhor, mas continuará difícil.

Apesar de essas informações serem úteis, transplante de fígado não é opção para os meus pacientes, pois eles não são do tipo que entra nas listas de espera. Embora às vezes isso ocorra por motivos plausíveis, como instabilidade psicossocial, na maioria dos casos eles são vítimas do preconceito e da ignorância por usarem metadona ou terem histórico de problemas mentais. Pelo menos, o nosso pequeno grupo de tratamento estava levando a luta a sério. Os cinco tentando se tratar, e eu tentando administrar o tratamento, e todos nós juntos lutando contra o vírus e tentando evitar a necessidade de um transplante de fígado.

Nós fazíamos reuniões semanais de 1 hora de duração no andar de cima da clínica, durante as quais almoçávamos juntos. Como já era de se esperar, os pacientes ficavam irritadiços ou sentiam-se mal fisicamente, mas tentávamos manter o alto astral mesmo assim. Cada um contava como havia sido a sua semana, e eu lhes ensinava algo novo sobre a hepatite C. Eles eram muito interessados, pois queriam saber todos os detalhes sobre o que acontecia em seus corpos. Cinco pessoas sendo tratadas ao mesmo tempo apresentavam uma gama variada de reações: erupções, cabelo ralo, feridas ulcerosas. O fato de cada paciente apresentar uma ou outra reação, e nunca todas ao mesmo tempo, era positivo. Eles faziam comparações entre si e ficavam aliviados por não ter o que o outro tinha. Nessa troca de informações, sempre aparecia algo novo sobre o tratamento, alguma particularidade que eu desconhecia; nesses casos, eu sempre pesquisava o assunto para a próxima reunião. No final das reuniões, eu sempre tirava sangue dos pacientes para ser examinado.

Uma das coisas que mais me desgastava durante o tratamento era que eu nunca recebia respostas definitivas para as minhas perguntas. Não era por má-vontade dos médicos e enfermeiras, e sim porque muitos aspectos da hepatite C ainda eram nebulosos.

"O tratamento vai funcionar?"
"Espero que sim, mas não tenho certeza."
"O remédio vai me deixar louco?"
"Espero que não, mas não tenho certeza."
"O vírus pode voltar depois do tratamento?"
"Espero que não, mas não posso garantir."

E mesmo quando eles davam uma resposta definitiva, ela criava mais dúvidas e mais respostas vagas.

"Como está a minha contagem de plaquetas este mês?"
"Parece boa."

Isso é ótimo, mas não significa que será boa no mês que vem ou no seguinte. Ou seja, era tudo na base de "um dia de cada vez", e isso causava uma ansiedade tremenda.

Estávamos muito satisfeitos com o nosso grupo de hepatite C. Embora o vírus do Earl não estivesse respondendo ao tratamento, o da Mary estava. Apesar de sempre surgirem problemas novos, os pacientes estavam suportando bem, e as dosagens dos remédios eram ajustadas conforme a necessidade. No entanto, como o número de novos pacientes que precisavam de ajuda crescia cada vez mais, pedi permissão ao grupo para trazer novos membros e eles concordaram.

Os novatos tratavam os membros antigos como se fossem da nobreza, e estes por sua vez se mostravam orgulhosos de todo o conhecimento e experiência que haviam adquirido. Eles vinham com muitas dúvidas sobre o assunto, mas para evitar que as reuniões se transformassem em palestras tediosas sobre hepatite C, eu os encorajava a consultar os membros antigos, já que, diferentemente de mim, eles tinham experiência prática no assunto.

Eu utilizava o método de ensino socrático nas reuniões, isto é, induzia os pacientes a responder as dúvidas uns dos outros, para que eu não precisasse dar todas as respostas. As sessões ficavam mais interessantes e interativas, e os pacientes não cochilavam depois do almoço.

Por exemplo, se um novo membro do grupo perguntasse se existe cura para a hepatite C – uma pergunta bastante frequente –, eu conduzia o assunto da seguinte maneira:

Doutora:
— Como se chama quando seis meses depois do fim do tratamento o vírus não é mais detectado no organismo? Quem sabe a resposta?

Membro do grupo:
— RVS, resposta virológica sustentada.

Doutora:
— Muito bem! E que porcentagem dos pacientes que fazem tratamento consegue apresentar RVS?

Membro do grupo:
— 70%?

Doutora:
— Nada mal. Mas está um pouco alto. Tente de novo.

Membro do grupo:
— 50%?

Doutora
— Chegou bem perto. Na verdade é cerca de 42%.

Aquela era a porcentagem na época, com o interferon convencional e a ribavirina. Hoje em dia, com interferon peguilado e ribavirina, ela subiu para 55%.

Doutora:
— Mas isso significa que os 42% ficam curados?

Membro do grupo:
— Provavelmente.

Doutora:
— Por que diz isso?

Membro do grupo:
— Porque mais de 90% das pessoas com RVS nunca mais pegam o vírus.

Doutora:
— Certo, mas como a gente sabe se a RVS realmente é a cura? Afinal, o vírus pode estar se escondendo em outra parte do organismo. Não dá para ter certeza, não é?

A partir dali, a discussão poderia passar para questões do tipo "como sabemos com certeza se um câncer está curado ou não?", ou "como a composição genética do vírus da hepatite se integra ao DNA do paciente para evitar que fique inativo?", ou vários outros tópicos que mantinham os membros interessados e alertas. Acredite se quiser, mas as discussões eram de alto nível, pois após participar de tantas sessões, os membros mais antigos do grupo se tornaram bem versados em hepatite C. Eu às vezes ficava admirada com o quanto eles sabiam, e isso provou a importância dos meus esforços para que os membros mais antigos não ficassem entediados durante as discussões. Sua participação ativa foi fundamental para criar um clima de interação e tornar as reuniões divertidas, até mesmo para mim. Afinal, a única maneira de garantir a assiduidade dos membros era oferecer vantagem para todos.

Depois, passávamos para outro tópico: "Mas e os efeitos colaterais?", alguém sempre perguntava. Os que já estavam em tratamento riam. "Gostaria de comentar algo, Earl?", eu dizia. Ou "vamos ouvir o que o Phil tem a dizer". No final, havíamos montado uma longa lista de efeitos colaterais horríveis, os quais a discussão aberta ajudava os pacientes a enfrentar com uma atitude positiva. E essa sinceridade com relação aos efeitos colaterais era algo muito bom. Era uma forma muito construtiva de instruir os pacientes.

Outro aspecto do tratamento é que você nunca vê o seu médico, só os assistentes. Nas outras áreas da minha vida, eu não me importava de lidar com assistentes. Por exemplo, se quero fazer uma pergunta ao meu agente e o assistente responde em seu lugar, não vejo nenhum problema nisso. Mas quando se tratava da minha saúde, eu queria ver o dr. Vierling e mais ninguém. Ele era um cara muito inteligente, que dedicava sua vida a essa doença, e quando eu tinha uma dúvida era com ele que queria falar. Eu raramente o via durante o tratamento, pois ele estava sempre muito ocupado salvando vidas – e tinha muitos pacientes. Havia uma epidemia de hepatite C nos EUA, e John Vierling estava lutando na linha de frente. Mas se eu precisasse de fato falar com ele, ele estaria disponível.

No entanto, não o ver acabou não sendo um problema para mim porque as enfermeiras em seu consultório eram incríveis. Enfermeiras sempre acabam fazendo o trabalho pesado e, sem querer ofender o dr. Vierling, eu achava muito mais agradável ver as enfermeiras da hepatologia em ação. Eu sempre amei enfermeiras e agradecia a Deus pelo que elas faziam por mim durante o tratamento. Sinto empatia e apoio da parte delas que geralmente não percebo nos médicos. A enfermeira-chefe do dr. Vierling, Janet Clarke, era a supervisora do meu tratamento e aturou muita amolação da minha parte – especialmente no final –, sem nunca ter demonstrado que me achava insuportável. Eu vivia furioso e gritava o tempo todo: "Por que eu tenho que fazer esse exame?"; "O que esse resultado quer dizer?"; "Por que isso está demorando tanto?"; "Onde diabos está o dr. Vierling?".

Eu acho que não fui um bom paciente – a minha chegada ao consultório certamente não deixava ninguém feliz. Mas pelo menos eu estava seguindo o tratamento à risca – o que era algo que antes eu não me achava capaz de fazer. Muita gente não consegue ir até o fim do tratamento porque é realmente muito difícil e se torna cada vez mais árduo conforme os meses passam.

Geralmente, quem mora na rua não gosta de autoridade. Meus novos pacientes tendiam a se relacionar melhor com seus iguais, e por isso eu levava um certo tempo para ganhar sua confiança. Por esse motivo, pode-se dizer que meus pacientes não estavam tão preocupados em me ver; era mais proveitoso para eles estar com o grupo que comigo – embora entendessem a importância do nosso trabalho e apreciassem o fato de eu estar lá, supervisionando tudo. Como meu volume de trabalho também estava crescendo, contratei um assistente médico chamado Barry Clements para trabalhar na clínica. Ele tinha senso de humor e levava muito jeito com os pacientes, por isso lhe atribuí uma função mais importante nos grupos, embora eu ainda estivesse presente na maior parte do tempo.

Conforme o número de pacientes em tratamento ia crescendo, havia cada vez mais dados para analisar. Felizmente, usávamos algoritmos para acompanhar as contagens de células sanguíneas. Na época tirávamos sangue na 2ª, 4ª, 8ª e 12ª semanas de tratamento, e a cada quatro a seis semanas depois disso. Como a partir da 2ª semana o interferon começa a reduzir o número de leucócitos e de plaquetas no sangue, às vezes era necessário diminuir a dose da medicação. Já a ribavirina pode causar anemia, às vezes grave. Essa condição geralmente começa a dar os primeiros sinais na 4ª semana, e entre a 8ª e a 12ª semana já está completamente manifesta. Houve casos em que eu não percebera a anemia e deixara a contagem das células sanguíneas cair muito – seja porque o paciente não aparecera para fazer o exame de sangue ou porque eu não me dera conta da magnitude do declínio na contagem.

Se a anemia era grave, nós diminuíamos as doses de ribavirina – em alguns casos era necessário até mesmo interromper a medicação. Hoje em dia, muitos médicos receitam injeções de eritropoietina, um hormônio que estimula a produção de hemácias e que permite à maioria dos pacientes continuar com as doses normais de ribavirina para combater a carga viral.

A 12ª semana é crucial: fazemos o primeiro exame de tireoide, porque o interferon pode causar problemas na glândula. E, ainda mais importante: é quando fazemos o primeiro exame de carga viral para ver se o tratamento funcionará ou não. Como mencionamos antes, o termo para designar esse exame é resposta virológica precoce (RVP). Se o vírus não tiver desaparecido por completo, ou a quantidade não tiver diminuído em pelo menos cem vezes, significa que o tratamento provavelmente não funcionará. Sem a RVP, as chances de o paciente apresentar resposta virológica sustentada (RVS) eram de 2 ou 3%. Apesar de evidências de que o interferon ajuda o fígado, inclusive na ausência de resposta viral, o resultado não era bom mesmo assim. Mas os pacientes que apresentavam esse quadro continuavam o tratamento de qualquer forma, a fim de combater a doença avançada do fígado.

Hoje em dia, fazemos o primeiro exame de carga viral na 4ª semana – ele se chama resposta virológica rápida (RVR). Se o vírus for indetectável nesse estágio, significa que as chances de o tratamento ser bem-sucedido são excelentes. O resultado desse exame também pode determinar se o tratamento poderá ser concluído mais cedo ou se deverá ser prolongado por mais seis meses, no caso de um determinado genótipo mais sensível não ter respondido tão rápido quanto se esperava.

O último aspecto importante da 12ª semana está relacionado com depressão. Vou usar esse termo para descrever um amplo espectro de problemas de humor que o interferon pode causar – e que geralmente atinge seu pico na 12ª semana e permanecem até o fim do tratamento. Esses problemas afetam a moral e a perseverança dos pacientes, e por isso damos atenção redobrada a eles.

O primeiro momento importante em meu tratamento seria a 12ª semana, quando eu faria o exame de carga viral. Se o nível de HCV no sangue estivesse mais baixo, o tratamento estava funcionando e eu atingira o que o dr. Vierling chamara de resposta virológica precoce (RVP). Apesar de estar nervoso e temendo o pior, mantive atitude positiva, pois estava determinado a apresentar RVP de qualquer jeito. Durante a minha reabilitação, havia aprendido que a gente não deve pensar positivo para agir positivo, e sim agir positivo para pensar positivo. Em todos os momentos cruciais do tratamento de hepatite C, eu agia como se os resultados fossem sempre positivos.

Fui fazer o exame de sangue, e quando Janet me ligou com boas notícias, agi como se nunca tivesse duvidado do resultado.

Provavelmente, era a minha imaginação, mas eu sentia que o interferon estava provocando os efeitos colaterais físicos, e a ribavirina os mentais e emocionais.

Eu tinha erupções cutâneas, dores musculares fortíssimas – como em uma gripe – e enxergava pontos pretos flutuantes. Liguei para Janet, em pânico.

> *"Janet, alguma coisa está errada comigo. Estou enxergando um monte de pontos pretos flutuantes."*
>
> *"Se chamam 'moscas volantes'. Alguns pacientes têm isso." Ela já havia tido essa conversa antes.*
>
> *"Mas isso é algo permanente ou pode passar?"*
>
> *"Geralmente, isso passa, Chris. Às vezes não passa, mas isso é muito raro."*

Chris viciado

Caramba, cara! Você está ficando cego. Eu sabia que isso não era uma boa ideia.

Chris sóbrio

A gente não vai ficar cego. As moscas volantes vão embora após o término do tratamento.

Chris viciado

Ela disse que geralmente passam, e que em raros casos elas ficam. Você é um cara especial, por isso é bem provável que algo raro lhe aconteça.

Também tive feridas ulcerosas, meu cabelo ficou ralo e emagreci – do meu ponto de vista, este último foi o único lado bom dessa experiência toda. Eu atribuía esses efeitos todos ao interferon, enquanto achava que a ribavirina mexia com a minha cabeça. Vivia ansioso, descontente, impaciente e irritado. Todas as coisas que me irritavam antes – engarrafamentos, barulho, as manias esquisitas dos outros – pareciam ter ficado dez vezes piores, simplesmente insuportáveis. Perdi por completo a paciência e a capacidade de tolerar qualquer tipo de frustração ou irritação.

A irritação e a agitação que eu sentia também se manifestavam fisicamente. Uma das pessoas que me ajudava era um cara que havia feito tratamento de hepatite C, mas que não se curara. Um tempo depois, ele fez outro tratamento mais longo, de 18 meses, só para garantir que o HCV sumiria completamente do seu organismo. Um dia, durante o meu tratamento, fomos ao cinema juntos e meia hora depois do início do filme comecei a ficar tão irritado e ansioso que tive que sair. "Desculpe, cara, mas não estou aguentando esse filme", disse a ele. "Não é o filme, Chris. É você que não consegue parar quieto por causa do medicamento", respondeu ele.

Eu sentia que tudo aquilo estava sendo causado pela ribavirina, e odiava isso. Meu amigo Bill disse que 15 minutos depois de engolir o comprimido ele sentia um gosto horrível na boca, "como se tivesse comido tinta de carro".

Uma das lembranças mais fortes e assustadoras que tenho do tratamento é a sensação de desespero, de estar mergulhado em um vazio escuro e sem saída. Nunca me sentira assim, nem havia ficado deprimido antes. Embora seja otimista por natureza, durante o tratamento eu só conseguia pensar em coisas negativas. Nos primeiros seis ou sete meses, eu consegui lidar com a depressão, mantendo a atitude positiva de que o tratamento estava funcionando e salvaria a minha vida. Mas, depois disso, cheguei a um ponto em que nem o pensamento de salvar minha vida me trazia conforto. Nunca mais quero me sentir assim, e associo isso à ribavirina. Talvez estivesse completamente enganado, mas na época eu tinha certeza disso.

O mesmo amigo que me acompanhou ao cinema dizia que os efeitos colaterais pioram conforme os remédios, especialmente a ribavirina, vão se acumulando no organismo. E como um dos efeitos é a perda da capacidade de lidar com problemas, a coisa toda vai se tornando um pesadelo.

A nossa tendência é sempre culpar um dos remédios – interferon ou ribavirina – pelos efeitos colaterais. Isso às vezes faz sentido, mas na maior parte dos casos não é tão simples assim. O interferon causa os sintomas parecidos com os de uma gripe e a redução na contagem de leucócitos e plaquetas sanguíneas, enquanto a ribavirina provoca anemia. Como a náusea geralmente é causada pela ribavirina, aconselho os pacientes a espaçar a dosagem do remédio (por exemplo, em vez de tomar três comprimidos 2 vezes ao dia, tomar um 6 vezes ao dia ou dois 3 vezes/dia). Antiácidos também ajudam e, em alguns casos, torna-se necessário o uso de algum remédio específico para náusea.

Os problemas de pele, erupções e feridas ulcerosas ocorrem em todos os pacientes. O tratamento de hepatite C produz os efeitos dermatológicos mais estranhos, que aparecem e somem sem explicação. Algumas pomadas vendidas sem receita médica podem ajudar, mas também podem agravar o problema. Por isso, é sempre bom informar o seu médico – embora seja bem provável que ele não saiba identificar o problema. Geralmente, você ouve: "Isso é uma reação comum, mas não sei o que é. Vou receitar algo que poderá ajudar." Às vezes, receitamos pomada à base de cortisona, Benadril ou até mesmo antibiótico. Pele ressecada também é um efeito colateral comum, por isso recomendamos passar depois do banho uma camada fina de vaselina na área ressecada. Se coçar, use um cubo de gelo, que também ajuda a adormecer a região e, assim, proporcionar algum alívio.

O interferon reduz a produção de saliva; daí a boca seca e surgem as feridas ulcerosas. Para combater isso, é bom tomar muito líquido e fazer gargarejo com água salgada. Pastilhas de limão ou outras pastilhas azedas também contribuem para melhorar a salivação.

Problemas de visão também são comuns e, embora não sejam sérios, é preciso estar atento porque podem ter consequências mais graves. Muita gente fica com os olhos ressecados e a visão turva porque as glândulas secretam menos umidade. Mas se você tiver qualquer problema com os olhos, informe o seu médico. Uma paciente minha chamada Ellen se queixava de visão turva, e depois de quase dois meses tentando marcar consulta achei um oftalmologista que atendia dentro do plano de saúde Medicaid, para pessoas de baixa-renda. Porém, ela faltou à consulta e quando finalmente conseguimos marcar outra, ela teve que tomar injeções de esteroides nos olhos porque estava com uma doença rara chamada síndrome de Vogt-Koyanagi-Harada. Essa doença havia sido causada pelo interferon, e Ellen quase ficou cega. Publiquei esse caso em um periódico médico, para tentar evitar que esse problema ocorresse com outras pessoas. Depois disso, Ellen apresentou resposta virológica sustentada (RVS), o que foi ótimo porque ela tinha cirrose. No entanto, ela começou a beber de novo, perdeu sua casa e foi encontrada morta, aparentemente em razão de overdose. É difícil ser mulher, sem-teto e cega, e para mim, o tratamento de hepatite C contribuiu para a sua morte.

Infelizmente, essas histórias de fracasso sempre acabam nos remetendo aos problemas de humor causados pelo tratamento. A verdade é que absolutamente todos os pacientes passam por isso, e é bem provável que a culpa seja do interferon, pois quando era usado sozinho no tratamento de hepatite C, esse medicamento já causava depressão. No entanto, a ribavirina parece agravar esse quadro, pois acrescenta ansiedade à depressão.

A maioria dos pacientes acha que pode escolher entre depressão, ansiedade ou psicose – mas, na verdade, são elas que nos escolhem. Em meu primeiro grupo de cinco pacientes, Mary apresentou o pior quadro de depressão, sem nunca ter sido diagnosticada com depressão antes. Ela respondeu bem ao antidepressivo citalopram, mas antes de o remédio fazer efeito nós presenciamos algumas de suas crises de humor. Muitos dos meus pacientes marginalizados tinham históricos de depressão ou algo semelhante que nunca haviam sido diagnosticados, pois nunca tinham tido acesso a um médico que os investigasse. O consenso geral é que o tratamento de hepatite C deve ser evitado para pessoas assim, pois pode agravar seu estado mental. No entanto, como esses pacientes nunca tiveram acesso a tratamento médico, eles criaram subterfúgios para lidar com suas doenças – e foi graças a isso que conseguiram desenvolver tolerância maior ao interferon que as outras pessoas.

Meu conselho nesse caso é simples: se você já teve algum tipo de problema de humor, tome antidepressivo ou estabilizador do humor. Comece com uma dose pequena, talvez antes de iniciar o tratamento de hepatite C, para se certificar de que o remédio realmente é compatível. Se necessário, a dose poderá ser aumentada depois. Também é muito importante dormir bem, pois insônia é um efeito comum do tratamento e causa irritabilidade. Se precisar, tome remédio para insônia – Benadril é uma boa opção, mas há muitos outros disponíveis.

Nos meses em que fiquei tentando achar motivos para não fazer o tratamento, pesquisei um pouco sobre tratamentos alternativos. Algumas pessoas me disseram que haviam sido curadas de hepatite C por meio de enormes doses intravenosas de vitamina C, enquanto outras afirmavam que Laetrile e outros medicamentos comprados no México resolviam o problema. Embora eu não possa afirmar se aquelas pessoas estavam certas ou não, decidi optar pela única maneira cientificamente comprovada de curar hepatite C: com interferon e ribavirina. Eu não queria correr riscos, portanto escolhi o tratamento que parecia oferecer os melhores resultados. Apostei todas as minhas fichas nele e pensei: "Isto vai funcionar." Tomei também vitaminas e cardo de leite – que aparentemente ajuda a fortalecer o fígado. Segundo o meu médico, embora a eficácia do cardo de leite não fosse comprovada, não faria mal algum tomá-lo.

Bill havia pesquisado extensivamente e decidira adotar um enfoque holístico em seu tratamento. Cuidava da alimentação, usava suplementos à base de ervas e consultou-se com um médico homeopata no período de redução paulatina dos antidepressivos. Apesar de também ter feito o tratamento pesado com interferon e ribavirina, os outros métodos ajudaram-no a sentir-se melhor. No final das contas, o tratamento médico continua sendo a única alternativa viável.

> *Muita gente defende o uso de medicamentos à base de ervas, tanto para controlar os sintomas da hepatite C quanto para os efeitos colaterais do tratamento. Não há problema nenhum nisso, mas não podemos esquecer que terapias alternativas não eliminam o vírus da hepatite C, além de não serem reconhecidas pela FDA. Por isso, tome cuidado com o que você ouve por aí – algumas ervas, como a kava kava, podem causar falência hepática, além de poder gerar gastos*

necessários. Se utilizar terapias alternativas, consulte um especialista qualificado e informe seu médico sobre o que estiver tomando – afinal, isso não é algo que nós nos lembramos de perguntar aos pacientes.

Uma coisa que me ajudou muito foi yoga. Durante todo o tratamento, eu fazia uma hora e meia de yoga pesada por dia. Frequentava uma aula de vinyasa yoga perto de casa, que consistia em 50 minutos de movimentos contínuos em pé, seguidos de 40 minutos de posturas de inversão, ponte para trás e alongamento. Se já era difícil fazer aula quando eu estava saudável, imagine então durante o tratamento. Algumas vezes, tive que ir embora mais cedo porque os medicamentos haviam me deixado muito enfraquecido. Mesmo assim, eu ia todos os dias, e a descarga de endorfinas que a aula produzia ajudava a melhorar o meu humor e as dores musculares. Bill também fazia yoga e dizia: "Toda vez que fazia yoga me sentia normal por algumas horas. Era como se o meu corpo tivesse esquecido tudo o que estava acontecendo."

Desde 1992, faço meditação todos os dias e uma vez por semana frequento um *ashram* na região oeste de Los Angeles. Não consegui manter essa rotina à risca durante os onze meses de tratamento porque não conseguia ficar sentado imóvel. Mesmo assim, continuei a frequentar o *ashram* e toda vez que conseguia meditar, me sentia física e mentalmente melhor. Existe um axioma espiritual que diz que quando há dor e desconforto, a solução é mergulhar fundo neles em vez de fugir. Isso não é fácil, mas minha experiência demonstrou que funciona.

Mesmo que exercício físico seja a última coisa que você queira fazer durante o tratamento, ele ajuda muito – talvez por causa das endorfinas que o corpo libera. Não é necessário fazer exercícios pesados todos os dias –, até mesmo uma caminhada em volta do quarteirão ajuda. Saia todos os dias e movimente-se um pouco mais.

Beber muita água também me ajudou – 4 litros por dia, ou algo assim. Além de me manter hidratado, eu tinha a sensação de que a água estava eliminando do meu corpo todos os efeitos ruins dos remédios.

Vale a pena repetir: beba muita água – 15 a 20 copos de 200 ml por dia, ou 4 litros, como o Chris disse. Água é a coisa que mais ajuda a combater o desconforto físico e as dores de cabeça. Não sabemos como isso funciona, mas absolutamente todos os meus pacientes garantem que ajuda mesmo. A melhor coisa é manter uma garrafa por perto e ir bebendo aos poucos.

Tive um paciente chamado Tom que bebeu água demais, algo como 8 ou 12 litros por dia. Ele estava apenas tentando ser um paciente excelente, que fazia até mais do que lhe era pedido. Isso fez com que ele eliminasse todo o sódio do organismo e lhe causou um ataque que o levou ao hospital. Depois disso, passei a tomar cuidado ao recomendar muito líquido aos pacientes e tento explicar-lhes sempre de uma maneira pontual como deve ser a ingestão.

Quatro litros por dia é suficiente. Só evite beber à noite, para não passar a madrugada inteira indo ao banheiro.

A parte mais difícil de lidar durante o período de tratamento foi o sono. Naqueles onze meses, eu não tive uma única noite boa de sono, e isso me afetou muito. Mexeu com a minha saúde, com o meu humor e com a maneira como eu lidava com tudo e todos.

Como já disse antes, eu evito tomar medicamentos psicoativos. Já fiz cirurgias grandes na boca e tive sérios problemas de coluna, e apesar de recomendações médicas para que tomasse algo para aliviar a dor, eu recusei. Não porque eu seja corajoso ou durão, mas porque tenho muito medo de despertar aquela vontade de me drogar de novo – o gorila de meia tonelada. No entanto, durante o tratamento de hepatite C acabei tomando Tylenol Noite para me ajudar a dormir, e funcionou. Se eu precisasse viajar ou realmente não conseguisse dormir de jeito nenhum, tomava Ambien, pois ouvira dizer que era um dos soníferos menos perigosos e menos viciantes. Ainda assim, eu tomava o mínimo possível.

> *A insônia é um efeito comum, provavelmente causado pelo interferon, pois é o mesmo tipo de sono ruim que temos quando estamos gripados. Mas você deve fazer algo para combater a insônia, senão ela acabará com você. Tome cafeína apenas de manhã e tire cochilos curtos durante o dia. Benadryl (que na forma genérica é a difenidramina – um dos componentes do Tylenol Noite) é uma boa opção, mas se não funcionar peça ao seu médico que lhe receite outra coisa.*
>
> *Muitos dos meus pacientes com insônia tinham históricos de depressão e outros problemas relacionados. Como vários antidepressivos e estabilizadores do humor causam sonolência, o paciente pode tomá-los para combater insônia e depressão de uma vez só. Além disso, na minha clínica tentamos nos manter o mais longe possível de substâncias controladas. Aqui usamos amitriptilina, trazodona, mirtazapina ou quetiapina, mas há muitos outros. Soníferos convencionais, como Ambien, são eficazes e muitas vezes necessários – apenas tente não tomá-los todas as noites, senão seu organismo se acostumará com eles.*
>
> *Em contrapartida, alguns antidepressivos têm o efeito contrário e podem mantê-lo desperto. Alguns pacientes sofrem do oposto: passam o dia inteiro dormindo e não têm disposição para fazer nada. Para*

esses casos, costumo receitar um antidepressivo estimulante, como bupropiona ou venlafaxina. Eles ajudam, mas até certo ponto.

Eu mantinha o dr. Vierling, as enfermeiras e os amigos que me ajudavam a continuar sóbrio informados sobre tudo o que eu tomava. Aprendi logo no início do tratamento de reabilitação que manter segredos com relação aos amigos que me ajudam nesse processo atrapalha a recuperação. Remédios vendidos sem receita médica podem acabar se acumulando no fígado, por isso é melhor não exagerar. O dr. Vierling me fazia alternar entre Tylenol e Advil, e de vez em quando eu tomava Aleve ou Motrin para as dores musculares – os quais eu também alternava.

Todos que fazem tratamento de hepatite C têm dores musculares e nas articulações, por isso receitamos acetaminofeno ou ibuprofeno (também conhecidos como Tylenol e Advil), ou quaisquer outros analgésicos vendidos sem receita médica. Mas, por precaução, sempre consulte seu médico antes de tomar qualquer coisa.

Como já disse antes, meu lema é "não dá para acertar um alvo em movimento". Por isso, quando estou estressado tento me movimentar, fazer atividades e me distrair. Passei o tratamento inteiro me sentindo estressado por várias razões: as brigas, rompimentos e voltas com Carrie, a briga com a minha ex-esposa e a tentativa de manter uma relação normal com meus filhos. Havia também meu trabalho no Extra, que era ridículo e não estava dando certo. Naquela época, eu tinha voltado a morar no meu carro, onde mantinha a minha *nécessaire*, roupas de yoga e o terno de trabalho. Eu dirigia da casa dos meus filhos para a minha casa (a que pertencia à minha prima Maria, onde eu e o camundongo morávamos), e de lá para a casa da Carrie, em Hollywood, e para o *set* de Extra. Eu vivia em constante movimento e nunca sentava por um período longo o suficiente para conseguir sentir qualquer coisa. Passava horas dirigindo, ouvindo música no último volume e esbravejando e gritando ao telefone.

Eu não havia planejado passar meu tratamento daquela forma e não recomendo a ninguém a estratégia que adotei. Mas quando penso bem, vejo que o drama e os transtornos que eu estava vivendo me ajudaram a superar o medo e o desconforto físico e mental. Se eu tivesse resolvido todos os outros aspectos da minha vida para me concentrar somente no tratamento, talvez não tivesse conseguido ir até o fim.

> Meus pacientes são especialistas em fazer drama e muitas vezes levam seus problemas para a clínica. No entanto, imagino que os dramas que eles vivem são bem diferentes dos do Chris, pois eles tendem a envolver uniformes azuis e lanternas – é aquele tipo de drama que fica bem mais interessante em uma tela de cinema ou no teatro.
>
> Porém, entendo o que o Chris quis dizer: distrações realmente ajudam a passar o tempo. O nosso grupo de hepatite C era uma dessas distrações, pois era um motivo para os pacientes levantarem da cama, tomar banho e se vestir para aprender algo novo e ajudar outras pessoas que sabiam menos que eles.
>
> No entanto, se você tiver algo muito importante planejado, como uma longa viagem, exames escolares ou algo do tipo, é melhor deixar o tratamento para depois. "Organize sua vida primeiro antes de começar o tratamento" é o que sempre dizemos, pois você pode se arrepender se começar cedo demais. Um dos meus pacientes teve que ir ao tribunal por causa de uma pequena infração de trânsito, perdeu as estribeiras com o juiz e acabou saindo de lá com uma multa muito maior que a inicial. Outro brigou com um primo mais novo em uma festa de família por causa de um incidente com uma mangueira de jardim que ocorrera

32 anos antes. O primo, que crescera 15 centímetros e ganhara uns 35 quilos, deixou-o com um olho roxo e arrancou-lhe um dente.
Distrações são bem-vindas; dramas, não.

Enquanto me preparava para iniciar o tratamento, sentia um medo enorme do desconhecido. No entanto, a realidade não foi tão ruim quanto eu pensava que seria, e isso me trouxe um alívio que serviu de conforto por um bom tempo. Essa sensação, aliada aos dramas intermináveis da minha vida, impediu-me de cair no que eu imaginara ser o buraco negro do tratamento de hepatite C. Porém, essa sensação não durou, e após alguns meses me tratando, as coisas começaram a piorar. Parecia que eu estava afundando em areia movediça e quanto mais eu tentava sair, mais afundava. Nos primeiros meses, eu estava no controle, mas depois parecia que o tratamento havia passado a me controlar. Era cada vez mais difícil ignorar o fato de que eu acordava todos os dias deprimido e desesperado.

Cheguei a um ponto em que antes de tomar os remédios, eu tinha que convencer a mim mesmo de que aquilo era necessário.

Chris sóbrio
Chris, agora você vai tomar o interferon. Você vai ficar bem por 24 horas, aí vai sentir aqueles sintomas de gripe por um tempo, mas depois ficará bem de novo.

Chris viciado
Não se esqueça daqueles comprimidos horríveis, que fazem você querer se atirar de cima da placa de Hollywood.

Chris sóbrio
Não sou eu, é o remédio.

Chris viciado
Que diferença faz? Você se sente péssimo de qualquer jeito!

Chris sóbrio
A diferença é enorme, pois quando acabar o tratamento voltarei ao normal.

> *O tratamento não fica mais fácil com o tempo. Muita gente não sabe, mas o número de desistências na segunda metade do tratamento é quase igual ao da primeira. Todo mundo fica preocupado com as primeiras semanas, quando os sintomas semelhantes aos de uma gripe são piores, e já se preparam para isso. Porém, ninguém está preparado para enfrentar as semanas seguintes de fadiga e dor muscular permanentes, irritabilidade, disfunção cognitiva e muito mais. Você se cansa de viver cansado, o seu humor piora progressivamente e os sintomas vão se acumulando – e, a essa altura, você já terá irritado a todos os seus amigos e parentes. Mas não baixe a guarda: o desafio só terminará depois da última dose do remédio.*

Uma das coisas que mais preocupa as pessoas é se o tratamento afetará sua vida profissional e se elas poderão continuar trabalhando todos os dias. No meu caso, embora o meu trabalho escasso e irregular fosse motivo de preocupação, pelo menos eu controlava o meu horário. Eu não precisava sair de casa todos os dias na mesma hora e cumprir oito ou dez horas por dia – principalmente no dia após a minha dose de interferon, que era quando eu me sentia pior.

Embora eu não me lembre de ter trabalhado como ator durante o tratamento, segundo o Internet Movie Database eu trabalhei em um filme chamado *Código de Assassinos*, lançado em 2002 e provavelmente filmado em 2001. Não me lembro de absolutamente nada sobre esse filme: nem do set de filmagens, nem dos outros atores, de nada mesmo. E até hoje não o vi.

Apesar de nunca ter perdido a cabeça com ninguém no Extra, lembro-me de ficar cada vez mais irritado com as celebridades que eu entrevistava na época. Eu produzia quadros sobre tudo, desde atores contra a guerra no Afeganistão até a possível candidatura de Arnold Schwarzenegger para o governo da Califórnia. Eu ficava cada vez mais ressentido por ser o entrevistador e não o entrevistado, e por ter que fingir que estava muito interessado e empolgado com o que as celebridades falavam, quando na verdade eu me sentia péssimo. Não contara a ninguém do programa sobre o tratamento, pois tinha medo que me despedissem – e eu precisava do dinheiro.

Meu amigo Bill lidou com isso de forma bem diferente. Embora fosse ator, ele também era corretor de imóveis e tinha uma longa lista de clientes, e foi com isso que ele trabalhou durante o tratamento. No entanto, ele teve alguns lapsos. Um deles foi com um cliente que ele conhecia bem, que aqui chamaremos de Stan. Ele e sua família estavam todos no escritório do Bill, falando da venda e... Bem, vou deixar o Bill contar como foi:

> *Era uma casa de US$ 500 mil que depois passou a valer US$ 1,2 milhões. Os compradores queriam tirar mil dólares do preço final e eu acabei me descontrolando: "Não tem sentido o que vocês estão me pedindo. Não acredito que estejam fazendo isso!", e assim por diante. Eles ficaram meio chocados e foram embora.*
>
> *Lembro-me de estar sentado em meu escritório e ter pensado que jamais teria agido assim se não fosse essa porcaria de remédio. Eu teria dito a mesma coisa para eles, mas de maneira diferente, com outras palavras e com outro tom de voz. Depois liguei para o Stan*

e me desculpei, e ele disse: "É aquela porcaria de remédio que você está tomando."
Eu respondi: "Eu sei. Sinto muito."
"Tudo bem."
Eu era honesto com relação ao interferon – às vezes até demais. Mas nesse caso, foi bom o Stan ter sabido sobre o remédio, pois assim não precisei explicar por que havia perdido o controle.

Com esse exemplo, vemos que a decisão de contar sobre o tratamento de hepatite C para as pessoas com quem trabalhamos, e o modo como podemos contar, varia de caso para caso. Bill e eu tomamos decisões diferentes baseadas em nossas circunstâncias individuais, e que acabaram funcionando para ambos. Acho que o importante é tomar a decisão de maneira consciente e estar disposto a reconsiderá-la caso seja necessário.

Outro amigo meu que fez tratamento – aquele que foi ao cinema comigo certa vez – é dono de uma empresa. No início do tratamento ele diminuiu um pouco sua jornada de trabalho, mas chegou um ponto em que não conseguia mais trabalhar. "Eu gritava com todo mundo, perdia o controle e só conseguia manter 30 ou 40% da minha capacidade de concentração. Resolvi parar de trabalhar e coloquei outra pessoa no meu lugar até o tratamento acabar."

Embora quisesse continuar trabalhando, ele deu prioridade à sua saúde. Já era a sua segunda tentativa, e ele estava fazendo o tratamento pesado de 18 meses. Sua decisão foi acertada, pois hoje ele está curado.

Muitos continuam trabalhando durante o tratamento, enquanto outros não conseguem. Isso é relativo, pois depende do tipo de atividade que a pessoa exerce. Como os remédios afetam a concentração e a memória, se você for contador, por exemplo, não conseguirá trabalhar. Os que fazem atividades perigosas, como operadores de guindaste ou quem trabalha em lugares altos, têm que ser transferidos para um escritório ou sair de licença. Um paciente meu chamado Marvin bateu duas vezes a empilhadeira enquanto dirigia, até que resolveu contar sobre o tratamento ao chefe, que por sinal foi muito compreensivo. Por fim, não se esqueça da irritabilidade. Se o seu trabalho requer que você seja agradável e alegre, tome cuidado.

Conheço pessoas que fizeram quimioterapia e tratamento com interferon, e algumas acharam o interferon mais difícil. Eu, pessoalmente, não sei dizer se é ou não – e espero continuar sem saber. Uma das desvantagens do interferon é que a aparência do paciente não mostra o quão mal ele se sente. Por isso, conforme o tempo vai passando, as pessoas que formam a sua rede de apoio acabam perdendo a paciência com você porque a sua aparência não é de quem está tão mal assim. Alguns meses depois que iniciei o tratamento, Carrie deu uma festa em sua casa. Só que naquela noite eu estava tão exausto que fui dormir às onze horas, bem antes de a festa acabar. Ela ficou furiosa. "Como pôde fazer aquilo comigo no meu aniversário?", disse-me no dia seguinte. Bem, eu havia feito aquilo porque não tinha condições físicas de fazer nenhuma outra coisa. O motivo de ela não ter entendido a minha atitude – e de ter esquecido que eu estava mal – é que eu não aparentava ou não agia como doente. Embora sua reação também tivesse sido causada pelos problemas em nossa relação, o fato de os efeitos do tratamento não terem sido visíveis também colaborou. Eu ainda tinha bastante cabelo, meus membros continuavam intactos, minha pele não escamava ou descascava e eu não sangrava pelas orelhas, nem tinha nenhum outro sintoma parecido a esses. Apesar da minha aparência cansada, eu não parecia um morto-vivo – que era como eu me sentia.

Muita gente que faz tratamento aparenta estar melhor do que se sente – o que não é sempre uma vantagem, principalmente nos dias em que você está particularmente irritado ou acometido por impulsos homicidas. Pergunte aos parentes de pacientes de hepatite C e eles lhe explicarão o que eu quero dizer.

Uma das vantagens disso (garotas, prestem atenção!) é que você não fica careca. O cabelo ficará mais ralo, e vocês sentirão a ansiedade que os homens sentem quando notam entradas na testa e procuram fios de cabelo no ralo do chuveiro e da pia. O cabelo também pode ficar meio ressecado e quebradiço, por isso é uma boa ideia usá-lo curto durante o tratamento. Um paciente maravilhoso chamado Mark – que bateu o recorde de agressividade e palavrões durante as reuniões do grupo – tinha cabelo liso e preto, que durante o tratamento ficou espetado. E era isso que o deixava mais bravo: apesar de encher a cabeça de gel, o cabelo continuava espetado. Ele reclamava o tempo todo e dizia que parecia "um maldito porco-espinho". No entanto, depois do tratamento, seu cabelo voltou ao normal. Já alguns dos meus pacientes afro-americanos ficaram muito satisfeitos, pois o interferon deixou seus cabelos meio lisos durante o tratamento.

A verdade é que nem todo mundo fica com aparência boa durante o tratamento. Alguns ficam pálidos, acinzentados e com aparência doentia, e por isso despertam mais simpatia dos outros. Eu consigo notar a diferença porque os conheço bem, mas a maioria das pessoas não percebe.

Eu tentava manter uma relação normal com os meus filhos, porque jurei que não faria com eles o que meu pai fizera comigo e com minhas irmãs – ele sumiu de nossas vidas depois que se divorciou da minha mãe. Tentei transformar a minha casa caindo aos pedaços em um lar onde meus filhos se sentissem confortáveis, mas não funcionou. Embora nós sempre tivéssemos morado em casinhas pequenas, como as dos *hobbits*, minha ex-esposa preparava refeições gostosas e fazia tudo se tornar caloroso e aconchegante. A casa onde eu morava era enorme, fria e suja. Se acrescentarmos a isso a minha falta de talento doméstico, o resultado era três crianças descontentes. Num domingo, tentei fazer pizza para nós, e ela queimou porque o forno estava quebrado. Eles gostavam de nadar e jogar tênis, mas odiavam a casa em si e não queriam passar a noite lá. O fato de estarem furiosos por eu ter abandonado a mãe deles e ter destruído a família também não os animava a passar mais tempo comigo.

Eu ficava frustrado, e o remédio me deixava cada vez mais impaciente. Foi uma época muito difícil, pois tive que lidar com o divórcio em um momento em que estava sem forças físicas ou mentais para isso. Eu tinha que tentar ser uma pessoa melhor, mas mal conseguia ser eu mesmo. Para ser sincero, as coisas teriam sido iguais, estando eu doente ou não. A única diferença talvez fosse que eu teria sido menos distraído e me esforçaria mais para oferecer conforto aos meus filhos. Mas os remédios estavam me deixando deprimido e fisicamente mal, e eu estava em crise. Mesmo assim, continuei tentando.

No Dia de Ação de Graças, eu quis fazer um jantar estilo Norman Rockwell para os meus filhos. Bill também veio, e para evitar outro desastre como o da pizza, encomendei comida de um restaurante perto de casa. Preparei uma bela mesa de jantar para esse dia, mas meus filhos odiaram mesmo assim. Estava estampado em seus rostos. Detestaram a comida porque tinha grãos e especiarias no recheio e no molho – ou seja, não era nada parecida com a comida que a mãe deles fazia. Além disso, também não queriam passar o Dia de Ação de Graças na minha casa fria e suja comendo uma refeição *gourmet*. Queriam estar em sua própria casa, comendo a comida com a qual estavam acostumados, e que eu estivesse lá também. Eles tentaram, mas não havia nada que os fizesse sentir gratos ou felizes.

Naquele dia, me dei conta de que meus filhos não fariam parte da minha vida do jeito que eu imaginara – pelo menos não naquele momento. Aquele jantar de Ação de Graças foi muito triste e decepcionante, foi como um enorme balde de água fria.

> *Isso nos remete à questão da irritabilidade e dos dramas pessoais, e à importância de discutir o tratamento de hepatite C com a família e os amigos. Embora essas coisas não sejam fáceis de discutir, é importante abrir o jogo, pois durante o tratamento as pessoas fazem coisas das quais se arrependem depois, e é bom ter gente por perto para ajudar e entender.*
>
> *A experiência terrível do Chris no dia de Ação de Graças é um exemplo claro. Ele estava se sentindo deprimido e acabou contagiando todos à sua volta. E a culpa foi do interferon.*

Pouco tempo depois, no oitavo mês do tratamento, senti que havia chocado contra um muro intransponível. Após tentar lutar contra isso por alguns dias, acabei fazendo algo que jurara nunca fazer. Era um daqueles dias lindos na Califórnia, e eu estava sozinho em casa. Até o camundongo tinha saído. Estava deitado na cama, me sentindo completamente derrotado, e meu único pensamento era: "Não consigo mais continuar." Naquele momento, eu havia desistido de tudo.

Eu nunca fui de perder as esperanças. Sou do tipo que acha que sempre há uma luz no fim do túnel, não importa o que aconteça. Fui criado assim, faz parte da minha natureza – mas o tratamento ofuscou esse meu lado. Estava dentro de um buraco negro e não conseguia enxergar luz em lugar algum. Estava contemplando a ideia de suicídio quando decidi que devia pedir um antidepressivo para o dr. Vierling. Assim que tomei essa decisão, já me senti um pouco mais esperançoso. Como ex-viciado, sabia que um comprimido aliviaria todos os meus problemas. Pensei: "Certo, agora só preciso sobreviver a esta noite e amanhã tomarei um remédio e me sentirei melhor."

No dia seguinte, o dr. Vierling disse: "Chris, o antidepressivo leva semanas para começar a fazer efeito e quando isso acontecer, você já vai estar no fim do tratamento. Aí terá que passar por outro processo difícil de redução paulatina dos antidepressivos."

Chris viciado
Que se dane! Preciso de algo para me sentir melhor agora!

Chris sóbrio
Não existe nada assim. Pelo visto, chegou a hora de testar a nossa coragem.

Chris viciado
Que nada! Para mim chegou a hora de desistir de tudo isso.

Chris sóbrio
Quer dizer que você quer deixar escapar aquele último vírus da hepatite C que ainda está escondido no nosso organismo?

Chris viciado
A gente já acabou com todos eles, cara.

Chris sóbrio
Se a gente desistir por sua causa e o vírus voltar, não o perdoarei nem no dia da sua morte – e olha que você vai desejar que este dia chegue logo.

Pelo menos, havia uma solução: o dr. Vierling recomendou que eu diminuísse as doses de interferon e ribavirina, pois como eu tinha apresentado resposta virológica precoce (RVP), uma redução nos medicamentos não comprometeria o tratamento. Parecia que eu estava desistindo no meio do caminho, mas segui a recomendação do médico e me senti melhor – o que, por sua vez, me deu mais ânimo para continuar o tratamento até o fim.

Você já deve ter notado que eu sou fã de antidepressivos e de estabilizadores do humor. Mas também sou fã de remédios para náusea, pomadas para pele, antiácidos, soníferos, enfim, de qualquer coisa que ajude o paciente a enfrentar o tratamento. Os efeitos psicológicos colaterais podem causar problemas sérios em algumas pessoas, além de terem efeito acumulativo no organismo. Podem ser perigosos a ponto de exigir a interrupção do tratamento. Mas os remédios ajudam, pois permitem que os pacientes mantenham a sua funcionalidade normal durante o tratamento.

Consultei um dos nossos primeiros estudos para verificar quantos pacientes utilizaram remédios psiquiátricos durante o tratamento de hepatite C. Aproximadamente 40% tomaram desde o início, e 86% usaram até o final. E se me lembro bem, os 14% restantes quase fizeram com que eu precisasse tomar algo. Mas a boa notícia é que esses pacientes haviam sido recusados por todos os outros médicos, com a desculpa de que não poderiam ser tratados por estarem doentes demais, loucos ou desequilibrados. Mas eles se saíram muito bem –, seus resultados foram parecidos aos de todos os outros pacientes que fizeram o tratamento.

O FIM DO TRATAMENTO

Lembro-me bem da minha última dose de interferon. A Carrie estava viajando e havia pedido que eu lhe telefonasse para que ela pudesse participar da experiência. Liguei, mas ela não atendeu – fiquei bravo e acabei tomando o remédio sozinho, pois sabia que isso a deixaria brava também. Na verdade, tive esse comportamento passivo-agressivo durante todo o tratamento. O camundongo estava lá naquele dia, e achei que fazia sentido concluir minha longa jornada de tratamento na presença do meu amiguinho peludo. Carrie ligou às duas da manhã, e eu lhe disse que já havia tomado o remédio. Ela ficou furiosa e bateu o telefone na minha cara.

Foi um alívio terminar o tratamento. Fiquei surpreso e orgulhoso por ter ido até o fim – pode não ter sido da maneira mais gloriosa, mas pelo menos cheguei lá e consegui manter as minhas cinco intenções iniciais. No entanto, o alívio durou pouco porque eu ainda estava preocupado com duas coisas: que a hepatite C voltasse e que eu engordasse. O pior é que ambas levam tempo para se manifestar, pois o organismo demora meses para voltar ao normal. Além disso, é preciso esperar seis meses para fazer o exame que diz se o tratamento funcionou e se você se livrou do vírus para sempre.

Seis meses após eu ter injetado a última dose de interferon na minha coxa esquerda, entrei no hospital Cedars-Sinai para fazer o exame que não saíra da minha cabeça havia um ano e meio e que indicaria se eu apresentara ou não resposta virológica sustentada (RVS). Minhas emoções se alternavam entre nervosismo, negação e otimismo.

Chris viciado
E se a doença tiver voltado, cara?

Chris sóbrio
A gente fez o melhor que pôde. Não depende mais de nós.

Chris viciado
Você não devia ter diminuído a dose no final. E se você deixou um dos malditos vírus escapar?

Chris sóbrio
Fica frio, meu alter ego viciado. Vamos esperar e ver o que o médico tem a dizer.

Duas semanas depois, o dr. Vierling ligou com boas notícias: o vírus havia sumido completamente do meu corpo.

Após tomar a última dose de medicação, um dos meus pacientes pegou um tijolo e quebrou a seringa e o vidro de ribavirina em pedacinhos. Ele sonhara com esse momento durante meses. Porém, ficou tão exausto depois disso que teve que passar o resto do dia na cama. Não tem jeito, esses remédios sempre acabam levando a melhor.

A contagem regressiva para o fim do tratamento se torna uma obsessão entre os pacientes. No entanto, para muitos – como o Chris –, a sensação depois da última dose pode ser decepcionante. Você toma os remédios e nada acontece; simplesmente acabou. Além de continuar a se sentir tão mal quanto no dia anterior, você se dá conta de que a partir de agora não há mais nada a fazer para destruir o vírus. Ou ele sumiu ou não.

Seis meses é uma espera muito longa para saber se você está curado ou não. Além disso, você não começa a se sentir bem uma semana depois que para de tomar os remédios, pois eles ainda agem no organismo por várias semanas depois do fim do tratamento. A contagem das células sanguíneas começa a melhorar logo depois, mas todo o resto ainda leva tempo. As erupções cutâneas começam a sumir devagar, o cabelo demora a crescer, e a fadiga e a irritabilidade vão passando lentamente nos meses seguintes. No entanto, tive alguns pacientes que se queixaram de ter demorado um ou dois anos para que começassem a se sentir melhor. A média é de três a seis meses.

Já discutimos o significado da resposta virológica sustentada (RVS). Você faz um exame de sangue seis meses após o término do tratamento, e se o vírus não é mais detectado, você está com RVS. Parabéns, o tratamento funcionou. Cerca de 55% dos pacientes obtêm esse resultado, e dizemos a eles que provavelmente estão curados.

De fato, existe uma controvérsia sobre a palavra "cura". Alguns grupos de pesquisa encontraram material genético da hepatite C nas células imunes e no fígado um longo tempo depois de o vírus ter sumido, o que segundo eles é evidência de que a hepatite C é incurável.

Por outro lado, a maioria dos médicos usa a palavra "cura" por razões práticas, baseadas em dados clínicos. Um estudo recente conduzido pelo dr. Mark Swain e seus colegas no Canadá mostrou *que de 997 pessoas com RVS, somente 8 foram infectadas pelo vírus novamente, depois de muito tempo. Ou seja, a chance de uma recaída é de menos de 1%. Além disso, a hepatite C não consegue se integrar ao DNA humano porque seu material genético é formado por ácido ribonucleico (ARN). Sem a enzima transcriptase reversa, que é o que torna o HIV resistente, a hepatite C não consegue penetrar. Finalmente, quando o paciente apresenta RVS, o fígado se autorepara e o vírus não pode mais ser transmitido a outros. Basicamente, ele se foi – o que a meu ver pode-se chamar de cura.*

Nem todos têm a sorte que eu tive na luta contra a hepatite C. Fui diagnosticado a tempo; meu genótipo era o tipo mais fácil de tratar (aliás é um tipo relativamente incomum nos EUA); tive acesso a medicamentos que salvaram a minha vida; recebi excelentes cuidados médicos, e pude contar com o grupo de apoio do meu programa de reabilitação, que segurou as pontas quando eu achava que não conseguiria continuar. No entanto, a maioria das pessoas nesse país e no mundo não tem tanta sorte. A hepatite C é uma doença terrível e traiçoeira, e dependendo do genótipo, o índice de cura pode ser de 50% ou menos. Pesquisadores também descobriram que diferentes populações apresentam índices de resposta diferentes. Por exemplo, entre os afro-americanos a porcentagem de cura é de cerca de 40%.

A cura depende de uma série de fatores, muitos dos quais não podemos influenciar. Já mencionei antes que cerca de 55% das pessoas que fazem tratamento de hepatite C conseguem se curar ou apresentar RVS. O principal fator que determina isso é o genótipo, ou seja, o tipo de hepatite C que a pessoa tem.

Cerca de 75% das pessoas infectadas com hepatite C nos EUA possuem o genótipo 1, que infelizmente é o mais difícil de combater por ser mais resistente aos medicamentos. O tratamento para esse genótipo geralmente dura 48 semanas e o paciente precisa tomar uma dose completa de ribavirina: 1.000 a 1.200 mg – cinco ou seis comprimidos por dia. Os estudos mostram que a chance de um paciente com genótipo 1 apresentar RVS é de 40 a 45%.

Já para a minoria que tem os genótipos 2 ou 3, que são os "bons genótipos", as chances são mais promissoras. O tratamento dura 24 semanas e a dose de ribavirina é de 800 mg, ou quatro comprimidos por dia. Os índices de RVS são bem mais altos – por volta de 85%, que é uma porcentagem muito boa. O genótipo 2, o que o Chris teve, é o mais vulnerável de todos. O genótipo 3 pode ser um pouco mais resistente, por isso o tratamento pode chegar a 48 semanas, só por garantia. O genótipo 4 é semelhante ao genótipo 1 em termos de índice de resposta ao tratamento, e apesar de sabermos menos sobre os genótipos 5 e 6, eles devem estar em um meio-termo entre os outros.

Há ainda outros fatores que influenciam o resultado do tratamento. Um deles é etnia: afro-americanos apresentam índice de resposta menor que caucasianos, e um dos motivos é que 90% dos afro-americanos tendem a apresentar o genótipo 1, o mais difícil de curar. Mesmo quando este não é o caso, este grupo tende a apresentar índice de cura um pouco mais baixo e que aparentemente se deve a diferenças genéticas em sua resposta imunológica. A grande verdade é que ainda não sabemos exatamente por quê. O interferon fortalece a resposta imunológica, mas quando partimos de um nível de referência baixo, como é o caso dos afro-americanos, o remédio faz efeito em um número menor de pessoas. Em estudos de larga escala nos quais afro-americanos são a minoria, os índices de RVS do grupo são de 40%, comparados a 55% do restante da população.

Esse dado possui uma correlação interessante: como já dissemos, os danos ao fígado não são causados pelo vírus da hepatite C, mas sim pelas tentativas do sistema imunológico de expulsá-lo. Mas como afro-americanos apresentam reação menos agressiva ao vírus, eles têm menos chances que os caucasianos de desenvolver inflamação no fígado e doenças hepáticas avançadas. Ou seja, é uma faca de dois gumes.

Os latinos estão em um meio-termo entre os dois grupos anteriores, enquanto os asiáticos, apesar de existir pouca informação publicada sobre essa população, parecem apresentar o melhor índice de resposta.

A coinfecção com o HIV já é outra história. A hepatite C causa fibrose no fígado quatro vezes mais rápido em portadores do HIV, e os índices de cura são um pouco menores. Existe evidência de que esses índices diminuem à medida que o HIV avança no organismo. Por isso, e por não sabermos se o tratamento de hepatite C é menos eficaz se o paciente está com uma doença hepática avançada, a coinfecção com o HIV requer um tratamento mais agressivo. De fato, eu recomendo a todos os pacientes com HIV que façam o tratamento de hepatite C.

Outro fator que também influencia um pouco o tratamento é o nível de cicatrização do fígado. Por exemplo, como o tratamento é menos eficaz se o paciente tiver cirrose, quanto menos cicatrização, melhor. Alguns médicos acham melhor tratar a todos indiscriminadamente, antes que as chances de cura se tornem cada vez menores. Embora este seja um argumento plausível, eu sou mais conservadora. Minha atitude se deve em grande parte ao tipo de pacientes que atendo, mas também ao fato de que como os danos no fígado avançam lentamente, eu tenho esperança de que nesse meio-tempo apareçam remédios e tratamentos melhores.

Dito isso, se uma pessoa tem o que se chama de hepatite C aguda, que significa que a infecção viral está presente no organismo há seis meses ou menos, as chances de cura são de 90% – mesmo em pacientes com os genótipos mais difíceis ou cujo tratamento teve que ser encurtado. Para pacientes com esse quadro, eu recomendo *tratamento seja qual for o estado do fígado, pois os resultados quase sempre são bons.*

Ainda há outros fatores que influenciam o resultado: pessoas com uma carga viral alta têm uma quantidade maior do vírus no organismo, e portanto é mais difícil eliminá-lo; pessoas magras respondem melhor que obesas; as mulheres apresentam índice de cura maior que os homens – os dois últimos fatores devem estar relacionados entre si, já que as mulheres tendem a ser menores que os homens. Os jovens respondem melhor que os idosos; e excesso de gordura ou de ferro no fígado também afeta o resultado. Por isso, não se deve tomar suplemento de ferro sem antes consultar um médico.

Esses fatores que influenciam o resultado do tratamento são quase impossíveis de se alterar. No entanto, existe algo que você pode controlar: tome todos os remédios, nas doses certas e na hora certa. Os estudos comprovaram que se você tomar pelo menos 80% dos remédios durante pelo menos 80% do tratamento, você conseguirá se curar. Sei que isso parece óbvio, mas os remédios podem pregar peças na gente. Um dia você não se sente bem, então deixa de tomar o remédio e imediatamente se sente melhor. Na próxima vez que não se sentir bem, fará o mesmo, e assim por diante. E nesse meio-tempo, embora pareça que o vírus foi eliminado do seu organismo, ele ainda pode estar escondido no fígado. Portanto, tome todos os remédios e trabalhe junto com o seu médico para garantir um bom resultado.

Ainda não falamos sobre um aspecto: o custo do tratamento. Pagar o tratamento pode ser difícil até para quem tem plano de saúde – e a maioria das pessoas não tem. Nos últimos anos, tenho viajado muito para falar sobre hepatite C, e nessas viagens conheci pessoas cujo plano de saúde se recusou a pagar os custos ou que perderam o emprego durante o tratamento. Elas me perguntaram: "Você acha que eu deveria pedir auxílio-invalidez?",

"Quanto do tratamento o plano de saúde cobre?", ou "O meu patrão pode me despedir se eu tirar uma licença para me tratar?". Essas questões são complicadas, pois variam de caso para caso. Eu poderia tentar escrever alguns parágrafos sobre os sistemas HMO* ou POS**, mas não sou especialista no assunto e acabaria falando algo errado. Felizmente, há recursos incríveis na internet que oferecem informações gratuitas, detalhadas e específicas sobre o assunto. Incluímos uma lista desses recursos no final do livro.

> Em minha opinião, as seguradoras de saúde usam um tipo de sorteio para tomar suas decisões. Por exemplo, quando você solicita cobertura de um remédio, alguém na seguradora enfia a mão em um saco cheio de bolas nas quais está escrito: "cobertura recusada", "doença preexistente", "remédio não consta na lista de medicamentos aprovados", "procedimento não indicado", "desculpe, tente outra vez". Eles tiram uma bola, anotam em um papel o que está escrito nela e enviam para o cliente. Eu realmente acredito que é assim que elas tomam suas decisões.

Ainda resta esperança para aqueles que não conseguiram se curar por meio do tratamento: se tratar de novo. Na segunda vez, o tratamento tende a ser mais longo, mas as chances são boas porque os medicamentos têm sido aperfeiçoados conti-

---

* N.T.: HMO (Home Maintenance Organizations) são organizações dedicadas à manutenção de saúde na forma de cooperativas de médicos, hospitais e outros fornecedores médicos.

** N.T.: POS (Point of Service Plan) é um tipo de sistema de manutenção de saúde que combina as características do HMO e do PPO (Preferred Provider Organization).

nuamente. Veja como o tratamento de AIDS melhorou e quão eficazes os coquetéis se tornaram. O tratamento de hepatite C está indo na mesmo direção; contudo, se houvesse mais verba e pressão pública, os avanços seriam mais rápidos.

O bom do tratamento de hepatite C é que ele funciona em mais da metade dos pacientes, e esse grande avanço ocorreu em apenas duas décadas – o que é quase um milagre. No entanto, existe uma minoria significativa, de cerca de 45%, que não consegue se curar. E ouvir essa notícia depois de tudo o que você passou durante o tratamento pode ser devastador.

Johnny, outro de meus pacientes, fez tudo certo. Ele era sem-teto, viciado em heroína, cocaína e álcool; abandonou tudo isso e começou a tomar antidepressivos. Iniciamos o tratamento, ele tomou todas as doses da medicação e o vírus não foi detectado em seu sangue durante todo o tratamento. No entanto, seis meses depois o vírus retornou. E havia razões para isso: ele era afro-americano, tinha o genótipo 1, sofria de doença hepática avançada, era mais velho e homem. Mesmo com todos esses fatores influenciando o resultado, ele ficou arrasado. Voltou a usar crack e desapareceu por mais de um ano.

Mas Johnny voltou, e estou feliz, pois agora temos mais recursos para tratá-lo. Podemos fazer um segundo tratamento, desta vez mais longo, e usar outro tipo de interferon chamado interferon de consenso, que talvez ajude.

Há também vários medicamentos novos sendo desenvolvidos no momento: inibidores de protease, inibidores de polimerase, interferon de ação prolongada e muito mais. Alguns devem chegar ao mercado nos próximos anos, mas não espere nenhum milagre: a hepatite C é muito mais traiçoeira do que você imagina.

Lembre-se de que uma pessoa com hepatite C produz mais de um trilhão de novas partículas do vírus por dia, e cada uma dessas partículas vem com um tipo diferente de mutação genética – que é o mecanismo genial que a hepatite C usa para escapar da reação do sistema imunológico. E esse mesmo mecanismo será usado pelo vírus para criar resistência contra alguns dos novos remédios. O vírus até hoje não conseguiu resistir ao interferon e à ribavirina, mesmo quando a medicação é interrompida e retomada durante o tratamento, porque estes medicamentos agem como uma bomba de fragmentação, que ataca todos os vírus de uma vez, de maneiras diferentes. Já a maioria dos novos remédios para hepatite C é como um raio laser, e todos os dias o vírus tem um trilhão de novas oportunidades para criar um escudo de resistência contra ele. Toda vez que esses remédios novos são tomados sozinhos, a quantidade de vírus cai significativamente nos primeiros dias do tratamento, mas logo depois populações inteiras de vírus resistentes são detectadas no sangue.

Isso não significa que os novos remédios não sejam bons, apenas que terão que ser combinados com interferon e, provavelmente, com ribavirina também. Esperamos que essa combinação gere melhorias substanciais nos resultados e que reduza a duração do tratamento. Embora ainda não haja um medicamento milagroso em vista, estamos vivendo em uma época repleta de novas descobertas e de muita esperança.

Eu tenho certeza de que o meu tratamento de hepatite C ocorreu no momento certo da minha vida, e eu sabia que ele seria uma experiência transformadora. Logo no início, eu havia dito que estava na hora de mergulhar fundo em mim mesmo e emergir como uma pessoa diferente. Entrei no tratamento com isso na cabeça e foi essa determinação que me permitiu chegar até o fim. Muitas coisas estavam acontecendo ao mesmo tempo na minha vida, e o fato de que eu talvez pudesse morrer criou uma urgência que tornou aquele período revolucionário para mim. Hoje em dia, sou diferente de quem eu era naquela época; estou em um contato mais próximo com o meu verdadeiro eu. E parte disso se deve ao fato de que eu poderia ter morrido. Eu já tinha "morrido" muitas vezes quando era viciado, mas nunca havia me deparado com a possibilidade de morrer de verdade enquanto sóbrio. Naquele momento, tudo convergiu para que eu fizesse o que fosse necessário, e encaro isso como uma grande virada na minha vida.

Até os 31 anos, eu tinha o que costumo designar de "a capacidade dos viciados de se envolverem em uma couraça emocional". Eu criara isso na juventude, para me defender contra o trauma causado pelo divórcio dos meus pais e pelo assassinato dos meus dois tios, e mantive essa couraça durante os meus 17 anos de vício. Nada importava para mim, e ninguém conseguia me machucar. Eu era completamente fechado, e a reabilitação tem sido um longo processo de abertura para mim. Tudo que eu enterrara durante anos sob a couraça começara a aparecer, e quanto mais aparecia, mais eu tinha para desenterrar. Esse processo já havia causado muitas mudanças na minha vida, e quando comecei o tratamento de hepatite C, comecei a sentir muita raiva. Mas conforme aprendi durante a reabilitação, tudo na vida acontece por algum motivo.

Certo dia, eu andava de um lado para o outro naquela casa suja e fria, pensando em um jeito de ignorar o fato de que minha vida estava desmoronando. Eu tinha uma doença potencialmente fatal e acabara de iniciar um tratamento que me deixaria muito deprimido e doente por onze meses.

O telefone tocou, e era um escritor querendo me entrevistar para mais um livro sobre os Kennedy. Ele já havia escrito *The*

Kennedy women, e agora ele queria saber como era ser um homem do clã Kennedy.

Eu já estava irritado e não preciso dizer que aquele telefonema me deixou furioso. Disse que não estava a fim de falar no assunto, que ele me mandasse uma carta explicando por que eu deveria falar com ele e desliguei. Ele escreveu um bilhete falando de algo supostamente heroico que um dos meus primos fizera e que o mundo deveria saber. Liguei de volta dizendo que nunca ouvira falar daquela história e que se o mundo tinha que saber, meu primo é quem deveria contar. Bati o telefone de novo e de repente tive uma inspiração: eu ia escrever meu próprio livro. Mesmo que minha história não fosse muito interessante, estava bravo o suficiente para pelo menos tentar. E o fato de que eu poderia morrer também pareceu um bom motivo. Na pior das hipóteses, meus filhos teriam um livro no qual o pai contava tudo sobre si.

Mesmo não sabendo se era capaz de escrever um livro ou se alguém se interessaria em lê-lo, comecei a escrever. Em vez de deixar outra pessoa se apropriar da minha vida e contar minha história, eu mesmo o faria e à minha maneira. Comecei a escrever como se minha vida dependesse daquilo e quando vi que havia uma chance de o livro ser publicado, pensei em tentar vendê-lo.

Na mesma época, recebi um telefonema de um centro de tratamento em Indianápolis me pedindo para falar sobre vício e reabilitação durante uma festa beneficente anual que essa instituição promovia. Eu concordei, mas não porque quisesse me tornar um militante das causas de reabilitação, da hepatite C ou de alguma outra coisa, mas sim porque parecia ser uma experiência válida. Além disso, eu poderia promover o meu livro, que falava bastante sobre reabilitação do vício – um assunto do qual eu não havia falado muito em público fora dos meus grupos de reabilitação. Naquela época, como a hepatite C ainda não era parte importante da minha história, eu só dedicara à doença meia página do meu livro de memórias, *Symptoms of withdrawal*.

Ao chegar a Indianápolis, participei de alguns eventos para a imprensa, e na primeira entrevista um repórter colocou um microfone na minha cara e perguntou: "Como é ser viciado em heroína, Chris?" Esse não era o tipo de pergunta que alguém gostaria de responder em frente às câmeras de TV. Recorri ao meu tino político – ou seja, usar palavras para sair de uma situação constrangedora. Apesar de ter me saído relativamente bem naquele momento, me dei conta de que cometera um grande erro ao abrir a boca e comecei a me arrepender de ter escrito o livro. "Vá para casa, fique de bico calado e seja um bom rapaz", disse a mim mesmo. No entanto, eu tinha outra entrevista marcada, desta vez no rádio. A janela da estação dava para a rua, como no programa Today, mas em vez do Matt Lauer havia dois caras que só queriam falar de sexo, drogas e Marilyn Monroe. Enquanto me faziam essas perguntas, eu olhava pela janela para o Monument Circle, naquele dia gelado em Indianápolis, pensando apenas no quanto eu não queria estar lá. Naquele momento, um sem-teto veio até a janela e levantou uma placa dizendo: "Você pode me ajudar a ficar sóbrio?" Seu nome era Lawrence, ele tinha 50 anos e morava em uma caçamba havia cinco anos, e – embora não tivesse me dado conta até então –, era com ele que eu tinha que falar. E desde aquele dia, não me calei mais.

Na festa beneficente do centro de reabilitação, conheci Joyce, uma das organizadoras do evento, e ela se mostrou interessada em ler meu livro quando ele saísse. Um ano e meio depois, ela me ligou enquanto viajava de Chicago a Indianápolis e disse: "Eu falei que leria seu livro, e li. Eu não sabia que você teve hepatite C. Você sabia que eu trabalho na Roche, a fabricante do interferon?"

Chris viciado

Eles também fazem Valium, que a gente já tomou muito, lembra?

"Sério?", respondi a ela, ignorando o Chris viciado.

"Sim. Trabalho no departamento de relações governamentais. Aposto que você não faz ideia de que a hepatite C é uma crise de saúde pública."

"Tudo o que sei é que peguei a doença e me curei."

"Então, você gostaria de saber mais a respeito?"

"Claro!"

Ela começou a me contar sobre a crise no sistema de saúde, da qual eu fizera parte sem saber. "Você sabia que o número de portadores do HCV é quatro vezes maior do que o de portadores do HIV?", disse ela. "E que portadores dos dois vírus têm mais chance de morrer de hepatite C?" Ela queria que eu trabalhasse com eles em uma nova campanha de conscientização pública chamada Hep C STAT!, que significa *Stop, Test, and Treat* (Pare, faça um exame e trate-se). A ideia era convencer pessoas dos grupos de risco da hepatite C a fazer o exame para ver se estavam infectadas. Eu pesquisei sobre o programa e sobre as pessoas envolvidas nele, e pareceu ser algo muito interessante. Então, aceitei.

Eu jamais teria imaginado que um dia acabaria trabalhando para uma companhia farmacêutica, em uma campanha de conscientização sobre uma doença da qual eu me curara com o remédio fabricado por essa mesma companhia. E foi exatamente o que aconteceu.

O círculo se fechara. O remédio que me deixara tão enraivecido e maluco a ponto de eu escrever um livro de memórias, mas que também salvara a minha vida, me levou a trabalhar para a companhia que o fabrica. Eu nunca planejara me envolver na campanha pela conscientização da hepatite C. Afinal, quantas pessoas diagnosticadas com uma doença fazem esse tipo de coisa? Mas quando a necessidade e a oportunidade se encontram, a coisa toda acaba fazendo sentido. E eu acredito que tudo isso ocorreu porque vários aspectos da minha vida se encaixaram no lugar certo, na hora certa. Por exemplo: e se aquele autor tivesse telefonado em um momento ótimo da minha vida, em vez daquele dia em que eu estava furioso e em pânico de tanto medo de morrer? Eu provavelmente teria falado com ele, ele teria agradecido, escrito o seu livro e eu nunca teria escrito o meu.

O nosso grupo de hepatite C passou a ser muito procurado, mas infelizmente nem todos conseguiram se curar. Do grupo original, somente Mary e Linette apresentaram resposta virológica sustentada (RVS). O vírus da Cinnamon voltou após o tratamento, mas o interferon peguilado conseguiu curá-la alguns anos depois. O Phil não estava respondendo bem, acabou ficando desestimulado e deixou de comparecer às reuniões. O tratamento do Earl também não funcionou, e ele desenvolveu uma cirrose muito grave. Ele acabou se tornando um exemplo do que pode acontecer se você não iniciar o tratamento o mais rápido possível – e apesar de não saber disso, acabou influenciando inúmeros pacientes. Depois disso, ele desenvolveu câncer no fígado e como não conseguiu um transplante, acabou morrendo. Foi muito duro para todos nós e até hoje sentimos a sua falta.

Desde então, apareceram novos membros, que por sua vez convidaram amigos e parentes – os quais designamos de "associados" – para se juntar a nós. Todos são bem-vindos, contanto que se comportem. Tim Maginnis, que hoje é um de nossos maravilhosos orientadores, estava em um estado terrível quando entrou no programa. "Eu estava mais pra lá do que pra cá", é o que ele próprio relata hoje em dia. Você se lembra do Chiqueirinho, aquele personagem da tira de quadrinhos Minduim, que vivia envolto por uma nuvem de sujeira? O Tim era assim, mas no seu caso a nuvem era de álcool. Ele bebia um quinto de garrafa de vodca para tomar coragem e aparecer nas reuniões – sem contar a heroína, a cocaína e outras coisas que ele usava na época. Mas ele era sempre educado e sabia ouvir. Parou de beber e de fumar crack, começou a tomar metadona para largar a heroína e depois largou a metadona também. No final, tornou-se um dos pacientes mais escolados no assunto que eu já tive. No entanto, a bebida e a hepatite C já haviam feito o estrago, e a biópsia de Tim mostrou que ele tinha cirrose. Fizemos tratamento e ele conseguiu se curar, mas continuou frequentando as reuniões do mesmo jeito. Acabei me cansando de vê-lo lá o tempo todo e o contratei para trabalhar conosco.

Aconteceram muitas outras histórias como essa, e o grupo continuou crescendo. Acabamos criando um segundo grupo, que foi assumindo uma função diferente da inicial.

No início, os grupos eram uma estratégia para ajudar os pacientes, mas nós profissionais é que acabávamos nos beneficiando. As primeiras dificuldades de tratamento que enfrentamos eram mínimas comparadas às que viriam depois. Diferentemente do que nós imagináramos, os casos mais complexos de abuso de drogas, doença mental e instabilidade acabaram se tornando a verdadeira face da hepatite C. Mesmo assim, mantivemos a nossa crença de que você não precisa morrer da doença se não quiser. E o grupo era a ferramenta da qual precisávamos para pôr isso em prática.

Naquela situação, já não nos preocupávamos mais com o fato de os pacientes se apresentarem estáveis o suficiente para fazer tratamento. Como era muito difícil prever quem estava apto ou não, resolvemos deixar os próprios pacientes mostrarem que eram capazes. Se você mostrasse que conseguiria comparecer toda semana e ir até o fim, nós o trataríamos.

Este era um conceito novo, pois a maioria de nós tinha ideias preconcebidas sobre bons e maus candidatos para o tratamento. Quase todos os pacientes de hepatite C em minha clínica provavelmente não seriam considerados bons candidatos para o tratamento. Todos eles apresentavam algum elemento de instabilidade – uso de drogas, doença mental ou ser morador de rua – que fazia que fossem rejeitados pela maioria dos médicos. Mas por que esses elementos os impediam de ser tratados?

O principal motivo é a adesão ao tratamento. Os médicos tendem a questionar a capacidade desses pacientes de seguir as instruções e tomar os remédios corretamente, além da sua disposição de comparecer nas consultas e de se comprometer a seguir o tratamento até o fim. Essas questões fazem sentido, pois podem afetar a segurança do paciente e o resultado do tratamento. Mas também é verdade que questionamos esses pacientes porque eles não são como nós.

Por isso, quando um paciente aparece na clínica, normalmente acabamos com uma lista enorme de problemas a serem tratados. Às vezes a hepatite C entra no topo da lista, às vezes não. Se o tratamento de hepatite C for uma prioridade para o paciente, é nosso dever ético oferecê-lo.

Muitos médicos usam a seguinte estratégia com a hepatite C: não ajudam o paciente enquanto ele não tratar de seus outros problemas. "Estas são as regras, o médico aqui sou eu e você tem que fazer o que eu digo. Volte em seis meses e conversaremos". Porém, esse tipo de paciente não costuma voltar. E talvez isso também faça parte da estratégia.

Eu não gosto de ver gente morrendo de hepatite C quando existe tratamento disponível. Porém, como não sou chefe de ninguém, a minha estratégia é a seguinte: primeiro você vem às reuniões do *grupo, nós o tratamos como se você fosse da família, você aprende tudo o que precisa sobre hepatite C e nós firmamos um compromisso para alcançar os nossos objetivos. Se você conseguir cumprir esses requisitos, poderá iniciar o tratamento.*

Esse enfoque pouco convencional gerou resultados positivos: antes os pacientes apareciam bêbados, drogados e resistentes à ideia de tratamento. Quando começamos a abordar a questão da hepatite C, eles ficaram motivados a parar de beber e de usar drogas, a se manter saudáveis, reatar os laços familiares e voltar ao trabalho. Claro que não necessariamente nessa ordem – afinal, quem sou eu para dizer o que é certo ou errado? Como médica, tento fazer o melhor possível com o que eles me oferecem.

Tudo isso me faz pensar na relação entre hepatite C e experiências transformadoras. É interessante essa ideia de uma pessoa ser transformada por uma experiência.

Comecei a perguntar para as pessoas sobre suas experiências transformadoras, e as pessoas comuns que eu conhecia fora da clínica quase sempre diziam: o primeiro filho; o casamento; um emprego – eram basicamente experiências mundanas, previsíveis e sociais.

Mas quando perguntei a alguns dos meus pacientes – que também eram casados, tinham filhos e empregos, as respostas eram bem diferentes: "Minha primeira dose de heroína", "minha primeira carreira de coca", "a primeira vez que fiquei chapado", e assim por diante.

A diferença é que as experiências dos meus pacientes realmente foram transformadoras. A combinação de genes azarados com burrice inconsequente deflagrou um ciclo infindável de aquisição e uso de drogas, tentativas de largá-las, pobreza, violência, falta de um lar e cadeia. Do ponto de vista da sociedade, isso é um fracasso total. A alternativa pode ser um tratamento para abandonar o vício, mas infelizmente esses tratamentos são escassos – a não ser que incluamos encarceramento nessa categoria. Além disso, de onde viria o dinheiro para financiar isso? Dos créditos fiscais das empresas?

A maioria dos meus pacientes era muito jovem. Uma delas era viciada em heroína desde os nove anos. Tente lembrar-se de você nessa idade, e pense como deve ter sido para ela.

Mas tudo isso tem uma consequência: hepatite C. No entanto, contrair a doença não foi uma experiência transformadora para eles – ao contrário, passou despercebida em meio ao caos de suas vidas. O tempo passa, e eles acabam aparecendo em nossa clínica. Mas como você já sabe, a hepatite C não é a nossa finalidade, e sim o nosso meio de fazer a transformação. Ela funciona como uma forma de atrair os pacientes, para que possamos tratar dos seus problemas mais sérios. Nós usamos a doença para convencê-los de que eles são muito mais do que aparentam naquele momento. Eles não são pessoas más, e sim pessoas boas com um problema muito grave.

Eu nunca havia pensado nisso como uma experiência transformadora, mas acho que é sim.

A CAMPANHA CONTRA A HEPATITE C

O TRABALHO DE *conscientização que o Chris faz é muito honesto, pois ele viveu tudo isso. Já eu cheguei tarde, pois esse tipo de trabalho não havia feito parte do meu treinamento. Nós médicos não costumamos nos envolver nesse tipo de coisa – e acho que é por isso que o nosso sistema de saúde está um caos.*

Eu mesma já pude ver os benefícios desse trabalho, apesar de ainda serem pequenos. Já fizemos várias excursões com nossos pacientes ao State Capitol* a fim de instruir os nossos legisladores sobre hepatite C. Muitas vezes, os políticos ficam meio chocados quando os pacientes dizem que são viciados, e me orgulho deles por terem coragem de falar. É um sinal de que entenderam que o vício não é uma coisa vergonhosa, mas sim uma doença que pode ser tratada. A revelação surpreendente dos pacientes geralmente tem influência positiva no rumo das reuniões com os legisladores.

Meus pacientes já entregaram o nosso material educativo sobre hepatite C para todos os deputados e senadores em Sacramento – e eles têm os cartões de visita de todos esses políticos para provar.

---

* N.T.: Assembleia Legislativa Estadual.

Eles me trouxeram mais um cartão da última vez que foram lá – do gabinete do governador Arnold Schwarzenegger. Ou seja, apesar de ser a passos lentos, estamos começando a chegar a algum lugar aqui na Califórnia.

Se você tem hepatite C ou conhece alguém que tenha, por favor faça da doença uma prioridade. Você pode ajudar muita gente, e acredite se quiser, o seu envolvimento fará diferença. Esperamos fazê-lo pensar nisso.

Eu não fazia ideia do número de pessoas infectadas nos EUA e no mundo. Apesar de ter feito tratamento, eu não sabia nada sobre o quadro geral da doença. E mesmo depois de aprender, vi que por mais que você saiba, não é suficiente. Nós não temos noção da magnitude do problema do HCV porque não existe investimento nem um plano de vigilância. Só para esclarecer: o termo vigilância em saúde pública não quer dizer espionagem telefônica ou coisa do gênero. Trata-se de uma maneira organizada e sistemática de coletar informações sobre o número de casos de uma doença que foram diagnosticados e tratados dentro de uma determinada população. Nos Estados Unidos, já existem alguns programas estaduais de vigilância do HCV – dos quais falarei a seguir –, mas não existe nada de âmbito nacional. O CDC tem autoridade para fazer esse tipo de trabalho, mas não a verba necessária. A divisão de hepatite viral do CDC (que trabalha com hepatites B e C) tem uma verba anual de 17 milhões de dólares, que tem que ser distribuída entre os 50 estados e 6 territórios norte-americanos. Basicamente, só é suficiente para pagar o salário de um coordenador de hepatite viral em cada localidade. Não há exames nem tratamentos subsidiados pelo governo, o que significa que não é possível obter informações precisas sobre hepatite C no país. As informações que temos são precárias – segundo elas, há quase três milhões de pessoas infectadas com HCV no país, quando na verdade o número beira os seis milhões. E sabe qual é a parte mais assustadora? Cerca de 50% das pessoas infectadas não sabem que estão doentes.

Como não existe uma autoridade nacional para lidar com a hepatite C, o tratamento é financiado pelos estados. Mas por causa de cortes nos orçamentos, os governos estaduais acabam financiando os exames e tratamentos do HCV com verba dos programas de combate ao HIV. Na verdade, essa ideia de utilizar as estruturas de programas existentes em vez de criar estruturas novas é ótima. A combinação entre os tratamentos e programas de combate ao HIV e HCV faz sentido, pois os índices de coinfecção são significativos, e os grupos de risco muitas vezes são basicamente os mesmos. No entanto, como a verba tem que ser esticada para cobrir os dois programas, nenhum deles acaba recebendo o suficiente. Você pode argumentar que seria fácil para o programa do HIV liberar um pouco de sua verba para o do HCV, e que isso já seria suficiente. Mas não é bem assim, pois se um programa possui uma verba de um bilhão de dólares, o sistema de saúde criado por ele exigirá cada centavo desse dinheiro.

Quando soube do grande número de casos de HCV, não entendi como era possível uma doença que ataca quatro vezes mais gente que o HIV receber tão poucos recursos. A luta contra o HIV é mais bem financiada porque como as doenças são diferentes, o público reage a elas de maneira diferente também. O HCV não mata tão rápido quanto o HIV matava no início (antes dos coquetéis aparecerem), e a hepatite C não é transmitida tão facilmente quanto a AIDS. Sem contar que quando o HIV surgiu, ficou claro que se o governo não tomasse medidas agressivas, o vírus poderia dizimar toda a população – o que não é o caso do

HCV. Diferentemente da hepatite C, a luta contra a epidemia da AIDS é muito organizada e bem financiada – e isso se deve a vários motivos: para começar, metade das pessoas infectadas com HCV não sabe que está doente; atualmente, a maioria dos casos novos ocorre entre viciados em drogas e detentos, que são grupos nos quais não há nenhum tipo de conscientização. Por causa disso, as pessoas fora desses dois grupos não se sentem ameaçadas pela hepatite C.

A falta de conscientização sobre a hepatite C e a ausência de políticas abrangentes e racionais podem levar a grandes surtos da doença. Em fevereiro de 2008, surgiram seis casos de HCV em uma clínica em Las Vegas, em Nevada. Uma investigação do CDC mostrou que os profissionais de saúde da clínica reutilizavam seringas e ampolas de medicamentos e não seguiam as regras sanitárias à risca. Essas práticas ocorriam havia pelo menos quatro anos e colocaram mais de 40 mil pessoas em risco. Em maio de 2008, 85 casos de hepatite C foram ligados àquela mesma clínica e a uma de suas clínicas associadas. Uma política de prevenção de âmbito nacional teria evitado esse surto – ou pelo menos detectado o problema mais cedo.

Existem grupos trabalhando para mudar essa política no Congresso. Em maio de 2007, tive a honra de assistir ao meu tio, senador Edward M. Kennedy, apresentar o Hepatitis C Epidemic Control and Prevention Act**, que abordava alguns dos problemas ligados à doença. A lei exigia que o Secretário de Saúde desenvolvesse um plano nacional para prevenir, controlar e administrar o HCV. Isso resultaria na criação de um padrão nacional de prevenção da doença, na inclusão dos exames de

---

** N.T.: Lei de Prevenção e Controle da Epidemia de Hepatite C.

hepatite C no atual sistema público de saúde e na conscientização do público e dos profissionais de saúde, com o objetivo de determinar o número de casos existentes por meio do acesso ao meios diagnósticos. Apesar de a lei ter recebido o apoio dos dois partidos nas três últimas administrações, ela ainda tem que ser analisada pela comissão encarregada do assunto.

Depois de apresentar a lei, meu tio encontrou-se comigo e com dois ativistas: Michael Ninburg, diretor executivo do Hepatitis Education Project, e Lorren Sandt, diretora do programa de hepatite C da Caring Ambassadors. O tio Ted nos explicou alguns aspectos da realidade política que enfrentamos: um deles era o senador Tom Coburn, de Oklahoma – que era médico, republicano da direita radical e membro da Comissão de Saúde, Educação, Trabalho e Previdência do Senado. Ele era completamente contra qualquer lei relacionada a doenças específicas – como a que Ted havia apresentado – e faria de tudo para bloquear sua passagem pela Comissão.

Este era um caso de convicção pessoal, e talvez tivesse sido mais fácil convencer o senador Coburn a mudar de ideia se a doença em questão fosse outra. É muito difícil conseguir que os políticos em Washington e nos estados prestem atenção à hepatite C, já que atualmente a doença é associada a grupos sem representatividade política, como viciados, ex-viciados e detentos. Como esses grupos não são organizados e geralmente não votam, os políticos tendem a ignorá-los.

Por isso, nós tentamos mostrar que a maioria dos norte-americanos infectados com HCV nunca usou drogas nem esteve na prisão, que a doença tem impacto negativo em nossos veteranos e paramédicos e que ela pode ser transmitida pelo sexo ou de mãe para filho na gravidez e no parto. E mostramos os números para provar. Explicamos aos legisladores que há pelo menos quatro vezes mais gente infectada com o HCV que com o HIV, e que a maioria das pessoas coinfectadas com os dois vírus morrerá de complicações advindas do HCV. Anualmente, cerca de oito a dez mil norte-americanos morrem de HCV e de complicações relacionadas ao vírus. E essa taxa de mortalidade anual aumentará para 20 mil pessoas em 2030. E esse é o número de mortes – ou seja, não inclui tudo o que ocorre no meio do caminho, como transplantes de fígado para os casos menos complicados, que custam mais de US$ 300 mil cada, ou doenças hepáticas terminais como cirrose e câncer do fígado, que custam de US$ 31 mil a US$ 110 mil por internação hospitalar. Estamos falando de bilhões de dólares em despesas médicas geradas pelos efeitos de longo prazo do HCV. Agora, vamos comparar tudo isso ao custo do tratamento de hepatite C – dependendo do tipo de tratamento, o custo total varia de US$ 15 mil a US$ 25 mil, com uma chance de cura de 55%. Além disso, estão sendo desenvolvidos medicamentos que prometem aumento de 15 a 20% na eficácia do tratamento. Ou seja, os números são claros, e até os políticos mais conservadores, em se tratando de gastos públicos, conseguem ver a diferença – ou pelo menos alguns deles conseguem.

Já conversei com legisladores na Pensilvânia, Georgia, Flórida e Califórnia. Em Atlanta, me reuni com o deputado Earl Ehrhardt, mas não obtive muito sucesso. Não porque ele não se importasse ou não estivesse ciente do problema – apesar de ser republicano e conservador, durante três anos seguidos ele promoveu o Dia da Hepatite C no estado. Ele é membro da Comissão Orçamentária e presidente da Comissão de Regras da Câmara dos Deputados, e conhece bem a máquina legislativa. No entanto, me disse: "Chris, eu tenho dez caixas cheias de dados sobre hepatite C no Estado da Georgia. Você está me pedindo verba, quando eu não tenho dinheiro nem para contratar alguém para abrir essas caixas e organizar as informações."

Na Pensilvânia, os resultados foram melhores. Conversei com o deputado republicano George T. Kenney Jr., presidente da Comissão de Saúde do Congresso. Ele entendeu o problema e junto a Joanne Grossi, a secretária-adjunta do Departamento de Saúde Estadual, conseguiu a liberação de US$ 250 mil para um programa de vigilância na Pensilvânia que avaliaria o problema da hepatite C no Estado. Foi a primeira vez que um estado financiou exames e orientação sobre a hepatite C. O governo federal liberou a mesma quantia, e os recursos foram investidos na criação de cinco centros de exame de HCV na Pensilvânia e na distribuição de *kits* de exame de HCV para as clínicas de metadona do estado, para que elas pudessem examinar os grupos de alto risco. Nos primeiros três anos, mais de 7 mil pessoas na Pensilvânia fizeram os exames. Agora, é necessário implementar um programa para administrar os casos de hepatite C, ou seja, encorajar as pessoas infectadas a buscar tratamento. Infelizmente, hoje em dia a verba estadual para programas existentes e para novos programas está indefinida, Kenney se aposentou em 2008 e Grossi passou a ocupar outro cargo. Por isso, temos que continuar pressionando.

Em todo o país, existem ótimos programas estaduais cujo modelo, segundo a maioria dos pesquisadores e ativistas, pode ser facilmente reproduzido para tratar da epidemia de hepatite C em qualquer lugar. Os programas na Flórida, Illinois, Iowa, Novo México e Texas são considerados particularmente eficientes e inovadores. Eu incluí informações sobre esses programas e links para outras informações relacionadas a eles no fim do livro. É bom saber que um trabalho importante está sendo realizado em alguns estados. Porém, esses avanços correm o risco de ser interrompidos por cortes orçamentários e déficits – e a tendência é que esse quadro piore cada vez mais.

Nos últimos anos, notei que os estados com as melhores políticas de combate ao HCV são aqueles com grupos de ativismo mais fortes e bem-organizados. Na Califórnia, com certeza é assim. O CalHEP foi fundado em 2006 para tratar de disparidades no tratamento do HCV no estado. Desde o início, o grupo foi formado por pessoas infectadas pelo HCV e por médicos especializados no tratamento da doença, e eu acho que essa associação entre conhecimento especializado e experiência é um dos segredos do sucesso dessa iniciativa.

Desde o início, nós decidimos nos concentrar tanto no trabalho de combate à hepatite C quanto na doença em si, e apesar da atual crise orçamentária na Califórnia já conseguimos alguns avanços. O CalHEP atualmente possui 50 grupos-membros que abordam questões locais em todo o Estado. Tive o privilégio de ser o presidente honorário do CalHEP em 2008, que foi um ano muito movimentado para nós.

Em março, fomos a Sacramento para participar do primeiro Dia da Conscientização sobre a Hepatite, no qual legisladores estaduais foram orientados sobre a abrangência e as consequências do vírus da hepatite viral na Califórnia. Foi lá que conheci Diana Sylvestre e tivemos a ideia de escrever este livro. Também conseguimos uma audiência com o governador Schwarzenegger para pleitear recursos para a nossa causa. Apesar de solidário, ele perguntou quem financiaria a campanha, pois não havia mais dinheiro no orçamento estadual.

Na legislatura californiana de 2008, o vereador Mervyn Dymally (D-Los Angeles) introduziu uma lei que determinava que o Departamento de Saúde Pública da Califórnia desenvolvesse um programa de prevenção contra o câncer de fígado e doenças hepáticas causadas pela hepatite viral. O CalHEP apoiou a lei e ajudou a sua tramitação pela Comissão de Saúde, na qual foi aprovada por 8 votos contra 4, e pela Comissão Orçamentária, na qual foi reprovada em razão da crise orçamentária da Califórnia. Eu sei pela experiência do meu tio em Washington que uma lei importante às vezes passa anos tramitando e que persistência e a formação de coligações são a chave do sucesso. Por isso, voltaremos quantas vezes for necessário e a cada vez levaremos mais aliados.

• • •

Aqui vai a frase mais importante deste livro: *Hepatite C tem cura*. Houve uma época em que os médicos não gostavam de falar sobre a *cura* dessa doença, mas isso agora é passado. Nós que lutamos contra o HCV já podemos usar a palavra "cura", e vamos continuar usando. Nos próximos anos, os índices de cura do genótipo 1, o mais comum, chegarão a 60%. Para o genótipo 2, o que eu tive, o índice de cura já é de 75%. Quando eu estava naquela fase de não aceitar a doença e de ficar protelando o tratamento, demorei a entender que podia ser curado. Quando isso finalmente ficou claro para mim, foi isso que me motivou a começar o tratamento – e ele não só me salvou como mudou a minha vida.

Se eu não tivesse feito o exame, ou se tivesse recusado o tratamento, estaria morto agora – ou quase. Estaria lidando com um transplante de fígado, câncer de fígado ou o estágio final de falência hepática. E eu quase segui esse caminho. Mas em vez disso, estou aqui, meus filhos têm um pai e estou contribuindo para a sociedade – e tudo isso porque fiz o exame, fui diagnosticado e me tratei. E eu tive sorte. Duas das coisas que me são mais preciosas – a minha sobriedade e a minha cura – foram fruto da sorte, pois eu não fiz nada para merecê-las. Apenas tive o bom senso de agarrá-las quando apareceram na minha frente. Pelo menos quatro milhões de norte-americanos deveriam ter a mesma chance que eu tive – e não porque eles merecem, mas porque é a coisa certa a se fazer.

Acredito que o vício e a hepatite C são doenças das quais ninguém tem culpa, e por isso todos que querem se curar devem ter essa oportunidade. Todos nós, enquanto indivíduos e sociedade, temos a obrigação de exigir vigilância, prevenção e tratamento para todos os cidadãos, não importa sua classe social ou situação econômica. Vamos analisar isso sob o ponto de vista econômico: o dinheiro gasto com tratamento e prevenção gera economia a longo prazo. Ou então, podemos enxergar de modo diferente: podemos encarar isso como questão de dignidade humana e respeito, de retribuir o que recebemos.

Durante os primeiros 30 anos da minha vida, só recebi e nunca dei nada a ninguém – e nos últimos 23 anos, tenho tentado retribuir. Existem milhões de pessoas como eu, que se tiverem uma chance darão uma virada em suas vidas e contribuirão para a sociedade em vez de só tirar dela. Muitos amigos meus da reabilitação também pegaram hepatite C, e é por isso que não posso simplesmente ignorar o problema. Como porta-voz contra o estigma social e a discriminação que viciados e pacientes de hepatite C sofrem, exijo que a sociedade trate essas doenças da mesma forma que trata outras doenças crônicas e potencialmente fatais. Estou aqui para chamar a atenção para as causas e condições sociais que tornam as pessoas prisioneiras do desespero e da falta de esperança.

Depois de passar a vida toda tentando ser o que eu achava que as pessoas queriam que eu fosse, consegui encontrar o meu verdadeiro eu nas coisas que me envergonhavam e das quais eu tentava me esconder. Se sou alguém hoje, não é porque apareço em filmes, faço discursos e escrevo *best-sellers*, mas sim porque estou retribuindo o que recebi. Uso minha experiência, força e esperança para ajudar outras pessoas a mudarem suas vidas – e não faço isso porque sou um sujeito legal, e sim porque minha vida depende disso.

Se você faz parte de um grupo de risco do HCV, sua vida depende de três coisas: fazer um exame, se tratar e se curar.

Vale a pena repetir: fazer um exame, se tratar e se curar. Ou como dizemos em minha clínica: "Você não precisa morrer de hepatite C se não quiser." Eu sei que ainda temos um longo caminho a percorrer, mas estamos chegando lá. No curto espaço de tempo em que venho me dedicando a isso, os índices de sucesso do tratamento subiram 15%, de 40 para 55%, e logo essa porcentagem subirá ainda mais. Há esperança para combatermos essa doença e até mesmo erradicá-la do planeta. Mas isso só acontecerá se nos propusermos a isso, enquanto indivíduos e sociedade.

Vamos agora ao ponto principal deste livro: existe cura para a hepatite C? Aqui vai um recado das milhares de pessoas supostamente inatingíveis que nós conseguimos orientar na clínica O.A.S.I.S. dos mais de 3.500 pacientes rejeitados por outros médicos e que nós examinamos; das centenas de pacientes aos quais o tratamento de hepatite C fora recusado e que nós conseguimos curar; do Chris, de mim e de todos nós: sim, a hepatite C tem cura. E nós assinamos embaixo.

RECURSOS E SITES DE INTERESSE DISPONÍVEIS NOS ESTADOS UNIDOS

As INFORMAÇÕES ABAIXO são muito úteis, mas é importante conversar pessoalmente com um médico que esteja por dentro dos detalhes da sua doença. Informe-se, peça ajuda aos amigos – mas antes de tomar qualquer atitude, consulte o seu médico.

Centrais de informação

Caring Ambassadors Hepatitis C Program
http://www.hepcchallenge.org

Esta organização nacional sem fins lucrativos é dedicada exclusivamente à comunidade da hepatite C. Oferece informações atualizadas e ajuda na campanha pela conscientização da hepatite C. A página "Disease management" possui uma quantidade enorme de informações, incluindo um mapa dos locais que fazem exames de HCV no país:

http://www.hepcchallenge.org/disease_management.htm

HCV Advocate
http://www.hcvadvocate.org
Este site é excelente, pois contém uma ferramenta para localizar grupos locais de apoio aos portadores do HCV. Sua página "Living with hepatitis C" oferece vários conselhos práticos para entender e lidar com pedidos de indenização e de auxílio-doença.

http://www.hcvadvocate.org/hepatitis/living_w_hepatitis_C.asp
Caso queira contatá-los ou solicitar material pelo correio, escreva para: alanfranciscus@hcvadvocate.org

Hepatitis A, B and C Prevention Programs
http://www.hepprograms.org/index.asp
Este site lista programas nos EUA que trabalham com prevenção contra hepatite A, B e C em grupos de risco. Contém *links* de programas de prevenção, grupos de apoio e tópicos relacionados, incluindo o uso seguro de agulhas.

Hepatitis C University
http://www.hcvu.org/index.php
A O.A.S.I.S. compartilha informações sobre o seu trabalho com hepatite C por meio deste site educativo para profissionais de saúde. O inovador HCV Fellows Program oferece um guia completo e gratuito sobre o tratamento da doença.

HIV and Hepatitis
http://www.hivandhepatitis.com
Uma coletânea abrangente de reportagens e informações sobre tratamentos experimentais de hepatite C e B e AIDS aprovados pela FDA. É especialmente útil para pessoas que são portadoras dos dois vírus.

O.A.S.I.S. (Organization to Achieve Solutions in Substance-Abuse)
http://www.oasiscliniconline.org/
Esta é a incrível clínica da Diana, que oferece tratamento médico barato e subsidiado para quem é ou já foi viciado e alcoólatra. A clínica produziu alguns livros e vídeos ótimos e gratuitos sobre a hepatite C.

Grupo de Apoio Online

HCV Support:
http://hcvsupport.org/forum/index.php
Para aqueles que não conseguem encontrar um grupo de apoio em sua cidade, ou apenas querem um lugar para desabafar às duas da manhã.

Questões relacionadas a seguro saúde

Centers for Medicare & Medicaid Services, Medicaid Ombudsman
http://www.cms.hhs.gov/center/ombudsman.asp
Oferece um panorama do sistema de saúde pública Medicaid: critérios para utilização dos serviços, como se inscrever e onde buscar ajuda.

HMO Help
http://hmohelp.ca.gov/default.aspx
Embora este *site* seja mais útil para moradores da Califórnia, ele explica bem a terminologia e estrutura das HMO (Home Maintenance Organizations), que funcionam quase do mesmo jeito em todo o país.

Patient Advocate Foundation
http://www.patientadvocate.org/index.php
Organização nacional sem fins lucrativos, que ajuda a defender os direitos de pacientes com doenças potencialmente fatais ou debilitantes em questões relacionadas à assistência médica e à manutenção do emprego e da estabilidade financeira. Não é direcionada especificamente a portadores do HCV, mas ainda assim é muito útil.

Inscrições em estudos clínicos

Clinical Trials
http://www.clinicaltrials.gov/
Este *site* é fácil de navegar e explica como encontrar e se inscrever em estudos clínicos. Quando busquei estudos sobre "doenças do sistema digestivo", encontrei mais de 200 estudos sobre HCV que precisavam de participantes.

Questões relacionadas a emprego

Auxílio-invalidez

US Department of Labor Employee Benefits Security Administration
http://www.dol.gov/ebsa/publications/filingbenefitsclaim.html
Um guia geral sobre como solicitar benefícios por meio de apólices individuais ou corporativas.

United Policyholders Tips on Disability Insurance Claims
http://www.unitedpolicyholders.org/claimtips/tip_disability.html

A United Policyholders é uma organização sem fins lucrativos e isenta de impostos fundada em 1991, que se dedica a orientar o público sobre questões relacionadas a seguros e aos direitos do consumidor. Apesar de ser mais direcionado para pedidos de indenização de seguros contra desastres, o site oferece dicas úteis e *links* sobre auxílio-invalidez.

Family and Medical Leave Act (FMLA)

US Department of Labor Family and Medical Leave Act Advisor
http://www.dol.gov/elaws/esa/fmla/faq.asp

A lei FMLA (Lei de Licença Familiar e Médica) foi promulgada em 1993 e garante aos empregados o direito de tirar até 12 semanas de licença médica não remunerada. Este site explica os critérios de elegibilidade e como a lei funciona.

Pensão por invalidez

The Benefit Eligibility Screening Tool (BEST)
http://connections.govbenefits.gov/ssa_en.portal

Questionário *on-line* que ajuda a esclarecer se vale ou não a pena requerer pensão por invalidez temporária. Não é um formulário de requerimento e não conecta o nome do visitante ao seu registro previdenciário ou a suas informações pessoais.

Iniciativas estaduais

Como nos Estados Unidos grande parte da luta contra o HCV ocorre no âmbito estadual, decidimos listar alguns dos melhores programas existentes. Alguns continuam em funcionamento, enquanto outros foram descontinuados por causa da falta de verba. Todos estes programas são exemplos das soluções criativas e inovadoras desenvolvidas por profissionais de saúde talentosos e dedicados. Incluímos também as informações de contato dos programas que permanecem em funcionamento.

Califórnia

Como descrevemos no capítulo sobre a campanha da hepatite C, uma das maneiras de influenciar políticas estaduais é por meio de uma organização com uma campanha ferrenha. A CalHEP é a que conheçemos melhor. Em 2008, apesar de a nossa lei não ter sido aprovada, nós conseguimos formar uma aliança com o California Department of Public Health (CDPH), por meio da qual nos comprometemos a desenvolver um plano estratégico para combater a hepatite viral na Califórnia. Em uma reunião de planejamento em setembro de 2008, o CDPH e a CalHEP estabeleceram as seguintes prioridades:

Mudanças radicais na política: por exemplo, hoje em dia os programas de troca de agulhas são implementados somente nos municípios. O CalHEP defende o fim da proibição nacional ao financiamento federal dos programas de troca de agulha e a sua implementação na Califórnia como programa estadual.

Conscientização da população e dos provedores de saúde sobre a hepatite viral: lançar uma campanha de conscientização pública direcionada às comunidades com número desproporcional de pessoas infectadas pela hepatite C. O número de provedores aptos a tratar da hepatite é muito pequeno, especialmente nas clínicas de saúde comunitárias, onde a maioria dos pacientes de hepatite C se trata.

Direcionamento e integração dos serviços de tratamento da hepatite nos programas apropriados: pretendemos utilizar a atual infraestrutura de ajuda aos grupos de alto risco: programas de tratamento de alcoolismo e vício, programas de troca de agulhas, exames e infraestrutura de tratamento do HIV e clínicas de DST.

Melhorias no sistema de vigilância: no momento, não existe um sistema que identifique pacientes diagnosticados com hepatite crônica. Sem dados confiáveis, é impossível abordar o problema da hepatite com sucesso e direcionar nossos esforços onde eles são necessários.

California Hepatitis Alliance
1330 21 Street, Suite 100
Sacramento, California 95811
http://www.calhep.org/
Tel: 916-930-9200
Fax: 916-930-9010

Flórida

Em 1999, a Assembleia Legislativa da Flórida liberou US$ 2,5 milhões para o Florida Hepatitis and Liver Failure Prevention and Control Program, que engloba hepatite A e B e o HCV. A Assembleia também autorizou a alocação de US$ 3,1 milhões por ano, nos anos seguintes, para a prevenção e controle da hepatite. Os programas de exame e orientação são administrados pelo Bureau of HIV/AIDS of the Division of Disease Control of the Florida Department of Health (FLDOH), e trabalham em colaboração com a seção de prevenção ao HIV. De 2000 a 2003, o programa da Flórida administrou mais de 34 mil doses de vacina contra hepatite A e mais de 65 mil doses de vacina contra hepatite B. No mesmo período, aproximadamente 67 mil unidades de material educativo foram distribuídas, e espaços em dois programas de rádio foram dedicados a incentivar a população a realizar o exame de HCV.

Florida Hepatitis Prevention Program
http://www.doh.state.fl.us/disease_ctrl/aids/hep/index.html
Informações sobre exames médicos gratuitos na Flórida: 850-245-4334

Illinois

Em 1999, o Illinois Department of Public Health (IDPH) implementou programas piloto bem-sucedidos na realização de testes de hepatite viral e no tratamento dessa doença em algumas clínicas que atendem portadores de doenças sexualmente transmissíveis (DST) e de HIV. Apesar da dificuldade em obter verba, o sucesso dos programas levou à sua expansão para o resto do estado no ano seguinte. Em 2000, uma bolsa concedida pelo CDC Viral Hepatitis Integration Project (VHIP) permitiu que o IDPH implementasse programas piloto em seis outros departamentos de saúde. Esses programas ofereciam exames de HCV em usuários de drogas injetáveis em seis localidades selecionadas de acordo com grupos de risco, índice de morbidade por DST e a capacidade de integração dos serviços de prevenção contra hepatite viral aos serviços existentes de prevenção contra HIV e DST.

Embora a verba para o VHIP tenha sido cortada, o projeto gerou um extenso e útil banco de dados sobre transmissão e tratamento da hepatite viral, possibilitando melhora da eficiência clínica nesse contexto.

Iowa

O Iowa Department of Public Health oferece aconselhamento e exames de HCV por meio de seus programas de prevenção ao HIV, DST e abuso de substâncias químicas. O Estado usa a verba de prevenção ao HIV para financiar os exames de HCV para pacientes de alto risco. O coordenador de HCV, que é financiado pelo CDC, administra os programas de integração do HCV. O estado organiza cursos de três dias para os funcionários do programa de prevenção ao HIV, nos quais eles são treinados sobre aconselhamento e aplicação de exames e procedimentos para DST e HCV. Organizações que pleiteiam verba para programas de combate ao HIV precisam incluir em seus serviços exames de HCV e orientação sobre a hepatite C. Os programas participantes recebem uma pequena verba para contratar pessoal e devem utilizar o laboratório de análises clínicas estadual para realizar os exames.

Em maio de 2006, a Assembleia Legislativa aprovou o Iowa Viral Hepatitis Program and Study, financiado com verba do acordo do tabaco. Uma pequena parte dos recursos foi destinada à vacinação contra os vírus HAV/HBV e a exames de HCV em grupos de risco. Os ativistas das campanhas da hepatite e do HIV/AIDS se reuniram em Iowa para fundar a Community HIV/Hepatitis Advocates of Iowa Network (CHAIN), com a finalidade de educar legisladores estaduais sobre a necessidade de reforçar a prevenção e a assistência médica para o HIV e a hepatite. A CHAIN defende os direitos dos cidadãos de Iowa portadores do HIV e de hepatite.

Novo México

No Novo México, a prevenção, orientação e tratamento do HCV e o programa de vacinação contra hepatite A e B em adultos são financiados por verbas estaduais. Os serviços são integrados aos programas de prevenção e orientação do HIV. A New Mexico Hepatitis C Alliance foi criada em 2003, a partir de uma conferência de consenso patrocinada pelo New Mexico Department of Health, pela University of New Mexico e por membros da conferência e acionistas. A New Mexico Hepatitis

C Alliance desenvolveu e implementou o New Mexico Hepatitis C Strategic Plan. Um elemento muito interessante desse plano é o Project Echo, financiado pelo estado e executado pela University of New Mexico, que oferece acesso ao tratamento do HCV a detentos e moradores de comunidades rurais remotas.

New Mexico Hepatitis C Alliance
http://www.nmhepcalliance.org/

NMHCA
P.O. Box 1106
Albuquerque, NM 87048-1106
Tel: 505-314-6555

Project Echo
http://echo.unm.edu/

Yolanda Hubbard, Community Education Coordinator
1001 Medical Arts Ave NE, Bldg 424
Albuquerque, New Mexico 87102
yhubbard@salud.unm.edu
Tel: 505-272-9875
Fax: 505-272-6906

Texas

O Texas tem se empenhado muito na luta contra o HCV. O Education and Prevention Program for Hepatitis C, criado em 1999, exige que o Texas Department of State Health Services ofereça cursos especializados de treinamento para profissionais de saúde, implemente programas de orientação e mapeie os impactos do HCV nos residentes do estado. Desde a sua criação, a verba do programa foi reduzida para menos de um décimo da quantia original. No entanto, o empurrão inicial ajudou a criar uma infraestrutura que foi integrada aos programas de HIV existentes. Apesar da falta de verba, eles conseguiram manter seus serviços de aconselhamento e de tratamento, que são oferecidos tanto para os orientadores de pacientes com HIV quanto para aqueles que auxiliam pacientes com dependência química. Os locais que não oferecem exames de HCV encaminham os pacientes para locais onde os exames são feitos a um custo baixo e são subsidiados pelo Estado.

Texas Department of State Health Services
Este *site* oferece um panorama das iniciativas do Estado em relação à hepatite C.
http://www.dshs.state.tx.us/idcu/disease/hepatitis/hepatitis_c/overview

ASSOCIAÇÕES DE PACIENTES E SITES DE INTERESSE DISPONÍVEIS NO BRASIL

Região Centro-Oeste:

GAPHE - Grupo de Apoio aos Portadores do Vírus das Hepatites B e C
Av. do Ouro, Quadra 72, Lote 20 - Jardim Novo Mundo
Goiânia - GO
CEP: 74720-010
(62) 3284-4038 / (62) 9696-4211
E-mails: gaphegoias@gmail.com / gaphe.go@gmail.com / wannersillva@hotmail.com

Grupo Acolher-C
Cuiabá - MT
(65) 624.5912
E-mails: chicojab@uol.com.br / acolher-c@uol.com.br

Grupo C
Brasília - DF
(61) 3033-8243
E-mails: grupocbsb12@yahoo.com.br / grupoc.bsb@globo.com

Grupo Solidário de Apoio a Portadores de Hepatite C
Rua Coridon, 220 - Coopharádio
Campo Grande - MS
CEP: 79052-180
(67) 3387-8424 / (67) 9616-0404
E-mail: alvaro-eduardo@uol.com.br

Região Nordeste:

APHERN - Associação de portadores de hepatite do Rio Grande do Norte
Rio Grande do Norte
E-mail: aphern@pop.com.br

*ATX-BAHIA
Rua Lord Korklin, 2
Salvador - BA
CEP: 40140-070
(71) 3264-1334 / (71) 9125-8581

*Grupo ABC Vida
Rua Assunção, 911, Apto. 202 - José Bonifácio
Fortaleza - CE
CEP: 60050-010
(85) 8848-6798 / (85) 3878-3424
E-mail: abcvida.ce@bol.com.br

Grupo Confiantes no Futuro
Rua Sílvio Almeida, 620 - Expedicionários

---

* ONGs integrantes da AIGA - Aliança independente dos grupos de apoio.

João Pessoa - PB
(83) 3224-7633

Grupo Solidário de Apoio ao Portador de HCV
Maceió - AL
(82) 377-8029 / 377-8080
E-mail: dinatartuce@uol.com.br

Grupo UNA-C - Grupo de Apoio aos Portadores de Hepatite C
Rua das Sucupiras, 27, Apto. 302, Ed. Cristalle - Renascença
São Luís - MA
CEP: 65075-400
(98) 3084-0429 / (98) 9973-7573
E-mails: ellenneiva@globo.com / una.c@globo.com

Grupo Vontade de Viver de Apoio aos Portadores de Hepatites Virais
Rua Carlos Gomes, 270, Sala 110 - Centro
Salvador - BA
CEP: 40060-330
(71) 9985-1293 / (71) 9961-5809 / (71) 3321-7646
E-mail: contato@vontadedeviver.org.br
Site: www.vontadedeviver.org.br

NAPHE - Núcleo de Apoio aos Portadores de Hepatite
Rua D. João Costa, 222 - Torreão
Recife - PE
CEP: 52030-220
(81) 3243-1232 / (81) 9133-0666
E-mail: naphenaphe@hotmail.com

Região Norte:

APHAC - Associação dos Portadores de Hepatites do Acre
Rua Farroupilha, 268, Bosque
Rio Branco - AC
CEP: 69908-390
(68) 3224-3828
E-mail: heitor-jr@uol.com.br

*APAF - Associação Paraense dos Amigos do Fígado
Av. Bernardo Fará, 279 - Cidade Velha
Belém - PA
CEP: 66023-130
(91) 3230-2530 / (91) 9148-6222 / (91) 3230-5260
E-mail: apas13@yahoo.com.br

Região Sudeste:

ADOTE-RJ (Associação Aliança pela doação de órgãos e tecidos)
Rio de Janeiro - RJ
(21) 2572-9084 / (21) 2235-4978
Site: www.adote.org.br

AMIPHEC - Associação Mineira dos Portadores do Vírus de Hepatite B e C
Rua Dona Salvadora, 56 - Serra
Belo Horizonte - MG
CEP: 30220-230
(31) 3221-0199

E-mail: amiphec@amiphec.com.br
Site: www.amiphec.org.br

APOHIE - Grupo de Apoio a Portadores de Hepatite de Americana
Limeira - SP
(19) 3446-1863 / (19) 3451-2111
E-mail: campos.donizetti@yahoo.com.br

APOHIE - Associação de Portadores de Hepatites e Transplantados Hepáticos
Rua Antônio Nunes dos Santos, 655 - Jardim do Vovô
Campinas - SP
CEP: 13033-210
(19) 9836-9891 / (19) 3446-1863
E-mail: sergio.bergantin@apohie.org.br
Site: www.apohie.org.br

Coração Valente
Rua Antonio Carlos de Pádua Rinhel, 450 - Jd. Heiton Rigon
Ribeirão Preto - SP
CEP: 14062-082
(16) 3622-5567
E-mail: secretaria.coracaovalente@bol.com.br

*C tem que saber C tem que curar
Rua Marcelo Giorgi, 402 - Jardim Tereza Cristina
São Manuel - SP
CEP: 18650-000
(14) 3841-1172 / (14) 8111-1934

E-mail: contato@ctemquesaber.com.br
Site: www.ctemquesaber.com.br

DOHE-FÍGADO - Associação dos Doentes e Transplantados Hepáticos do Estado do Rio de Janeiro
Rua Barão de Mesquita, 850, Subsolo, loja 15 - Praça dos Arcos
Andaraí - RJ
CEP: 20540-004
(21) 2577-6890 / (21) 9979-3818 / (21) 9313-1035
E-mail: dohefigado@ig.com.br / dohefigadocabral@ig.com.br
Site: www.dohefigado.com.br

*GADA - Grupo de Amparo ao Doente de AIDS
Rua Voluntários de São Paulo, 3398 - Centro
São José do Rio Preto - SP
CEP: 15015-200
(17) 3234-6296
E-mail: gada@terra.com.br
Site: www.gada.org.br

Grupo ConViver
Araraquara - SP
(16) 3335-4336
E-mail: grupo_conviver@grupos.com.br

*Grupo Direito de Viver de Apoio a Portadores de Hepatite C
Barretos - SP
E-mail: direitoviver@ig.com.br

Grupo Esperança
Av. Conselheiro Nébias, 248, Prédio do Sindipetro - Vila Matias
Santos - SP
CEP: 11015-002
(13) 3222-5724 / (13) 3221-2336 ramal 243 / (13) 3222-3457
E-mail: grupoesperanca@hotmail.com
Site: www.grupoesperanca.org.br

*Grupo Gênesis de Apoio a Portadores de Hepatite C
Niterói - RJ
(24) 8709-7874
E-mail: ntgenesis@ig.com.br

Grupo Hepatite de São José dos Campos/Grupo Fraternidade e Vida
São José dos Campos - SP
(12) 3922.4998
E-mail: mbruno@univap.br

*Grupo Hepato Certo de Apoio a Portadores de Hepatite C
Petrópolis - RJ
(24) 2245-6500
E-mail: marcelo@compuland.com.br

*Grupo Otimismo de Apoio a Portadores da Hepatite C
Rio de Janeiro - RJ
(21) 9973-6832 (21) 2549-8809
E-mail: hepato@hepato.com
Site: www.hepato.com

Grupo Unidos Venceremos
São Paulo - SP
(11) 4169-7114 / (11) 7640-4443
E-mail: micky@woolf.com
Site: www.unidosvenceremos.com.br

Grupo Vitória pela Vida
Vitória - ES
(27) 3319-2854 / 3329-2543
E-mail: grupo.hcv.es@terra.com.br

HCVida - Grupo de Apoio a Portadores de Hepatite C - SP
São Paulo - SP
(11) 9398-1997
E-mail: hcvida@hcvida.com.br

HepC GIA - Hepatite C Grupo de Informação e Apoio
Rio de Janeiro - RJ
(21) 2549-2251
E-mail: gavinho@uol.com.br
Site: http://geocities.com/hepatite_c

*Revendo a Vida - Grupo de apoio de Limeira
Rua Guararapes, 531
Limeira - SP
CEP: 13480-405
(19) 3441-3637
E-mail: revendoavida@yahoo.com.br

Sonho Nosso - Frente de Apoio Comunitário
Rua José Maria Calazans, 550 - Centro
Nova Guataporanga - SP
CEP: 17950-000
(18) 3856-1139
E-mail: contato@sonhonosso.org.br
Site: www.sonhonosso.org.br

Transpática - Associação Brasileira de Transplantados de Fígado e Portadores de Doenças Hepáticas
Rua Marconi, 34, Cj. 42 - Centro
São Paulo - SP
CEP: 01047-000
(11) 3256-8746
E-mail: transpatica@transpatica.org.br
Site: www.transpatica.org.br

Região Sul:

ADOTE C - Aliança Brasileira pela Doação de Órgãos e Tecidos
Rua Sete de Setembro, 274, 7° andar, Sala 5 - Centro
Pelotas - RS
CEP: 96015-300
(53) 3222-9010 / (53) 9982-1420
E-mail: adote@adote.org.br
Site: www.adote.org.br

*AMHE-C - Associação Marauense de Hepatite C
Av. Presidente Vargas, 1159 - Centro
Marau - RS
CEP: 99150-000
(54) 3342-2294 / (54) 9944-1945
E-mail: g_marafon@hotmail.com

APOHC - Associação dos Portadores de Hepatite C
Rua Jarí, 85/401 - Passo D'Areia
Porto Alegre - RS
CEP: 91350-170
(51) 3341-2158 / (51) 3341-3957 / (51) 3361-5972 / (51) 9901-5166
E-mails: apohc-rs@ig.com.br / jrlcj@terra.com.br

ASTRAF - Associação dos Transplantados de Fígado
Porto Alegre - RS
(51) 3397-1741 / (51) 9901-5166
E-mails: jorge_kramer@hotmail.com / jlkb@bol.com.br

*Grupo Desbravador - APHC
Chapecó - SC
E-mail: sandro@posmovil.com.br

Grupo Força e Vida de Apoio a Portadores de Hepatite C
Rua Pinto Bandeira, 513 - Centro
Porto Alegre - RS
CEP: 90030-150
(51) 9985-2959 / (51) 3319-5260
E-mails: arnaldobeck@ig.com.br / grupoforcaevida@ig.com.br

*Grupo Hércules de Apoio a Portadores de Hepatite C em Santa Catarina
Rua Beija-flor, 37 - Condomínio Village I - Lagoa da Conceição
Florianópolis - SC
CEP 88062-253
(48) 3338-8618 / (48) 9959-7417
E-mail: gru_hercules@yahoo.com.br

Grupo Leão da Serra de Apoio a Portadores e Combate da Hepatite C
Praça Lourenço Leal, 20
Lages - SC
(49) 225-2959
E-mail: cesar@uniplac.net

Grupo Primavera de Apoio a Portadores de Hepatite C
Av. Dr. Casagrande, 242 - Centro
Bento Gonçalves - RS
CEP: 95700-000
(54) 9175-8013
E-mail: grupoprimavera@gmail.com

Grupo Viva Melhor de Apoio aos Portadores de Hepatite C
Av. Moacir da Motta Fortes, 262 - Vera Cruz
Passo Fundo - RS
CEP: 99040-010
(54) 3311-6861 / (54) 9983-3431
E-mails: vivamelhorhepato@yahoo.com.br / antonioeloy@terra.com.br

HEPATOCHÊ - Grupo de Apoio aos Portadores de Hepatite C
Tramandaí - RS
(51) 3661-2854 / (51) 9241-2411
E-mails: hepatochers@yahoo.com.br / proflavio@cpovo.net

HepatChê Vida - Grupo de Apoio aos Portadores de Hepatite
Rua da República, 801 - Cidade Baixa
Porto Alegre - RS
(51) 9121-1756
E-mails: hepatche@yahoo.com.br / hepatchevida@yahoo.com.br

NAPHC - Núcleo de Apoio aos Portadores de Hepatite Crônica da Cidade de Rio Grande
Rua General Bacelar, 436, Sala 104
Rio Grande - RS
CEP: 96200-370
(53) 9149-7359 / (53) 9121-5311
E-mail: naphc.riogrande@uol.com.br

Sites úteis
www.aids.gov.br
www.aminumber12.org
www.hepatites.com.br
www.soshepatitesvirais.org
www.saudevidaonline.com.br

AGRADECIMENTOS

Aos meus médicos e suas enfermeiras, cujos exames, diagnósticos e tratamentos me pouparam dos tormentos de um transplante de fígado, de um câncer ou até da morte.

Ao meu tio Senador Edward Kennedy, por seu exemplo e compromisso incansável com a melhoria do nosso sistema de saúde.

Aos ativistas da causa da hepatite C no país, por sua dedicação à campanha de conscientização sobre a doença – e em especial, Lorren Sandt, do Caring Ambassadors Program; Michael Ninburg, do Hepatitis Education Project; e Pam Langford, do HEALS of the South.

À Martha Saly, da California Hepatitis Alliance e da National Viral Hepatitis Roundtable, por sua valiosa contribuição ao trabalho de pesquisa.

Aos meus bons amigos Bill Kennedy, Kale Browne e Andrea Davis, que, com enorme paciência e nunca com julgamento, ofereceram-me sua compreensão durante os meus constantes acessos de loucura e fúria no tratamento.

À Loretta Barrett, por seus esforços para que este livro acontecesse, e por sua capacidade de perdoar.

Finalmente, aos meus filhos, por me aguentarem durante o tratamento, e a Jodi e Taylor, por me suportarem enquanto eu escrevia este livro – amo muito vocês.

Christopher Kennedy Lawford

Aos funcionários da clínica O.A.S.I.S., para quem decência e justiça são motivos suficientes para fazer esse trabalho: Amy Smith; Barry Clements; Jane Garner; Laphyne Barrett; Rosa Sanchez; Lisa Molinaro; e dra. Deborah Greene. O trabalho de vocês ajudou a mudar a face da hepatite C.

Aos nossos incomparáveis colegas orientadores Larry Galindo, Tim Maginnis e Gerard Wallace, cujo trabalho semeou mais esperança e salvou mais vidas do que se possa imaginar.

Aos nossos mentores, cuja sabedoria e perspectiva me ajudaram a manter o enfoque certo – em especial às doutoras Joan Zweben, Judy Martin e Mary Jeanne Kreek.

Ao dr. Brian Edlin e à dra. Karen Seal, cujo vasto conhecimento na área de pesquisa ajudou a desenvolver o nosso programa.

A Christopher McNeil, secretário que acabou se tornando o nosso videógrafo especial e ajudou a traçar a nossa estratégia educacional.

À Bridget Branch e Andy Hansen, cuja calma, generosidade e controle ajudam a apaziguar os ânimos na clínica.

À Jan Werner, por transformar o caos em ordem e sem a qual este livro não existiria. O seu nome deveria estar na capa deste livro também.

A Charles, meu primeiro e único amor: não entendo como você me aguenta.

E, em especial, aos inúmeros voluntários da O.A.S.I.S. que têm dado tudo de si. Sua força, esperança e dedicação têm sido uma constante fonte de inspiração para mim. Sem vocês, o nosso programa não existiria.

Dra. **Diana Sylvestre**

ÍNDICE REMISSIVO

A

abscessos causados por agulhas 40
abstinência, drogas 8
acetaminofeno 108
Administration 157
    Family and Medical Leave Act 157
Advil 108
Advisor 157
afro-americanos, tratamento de hepatite C 115, 124, 125, 126, 129
agitação 100
água como fator de redução dos efeitos colaterais 87, 102, 106
AIDS 5, 6, 14, 68, 129, 143, 144, 154, 158, 160
álcool 80
    desafios do tratamento 66, 76, 111, 112
    tratamento 111
alcoólatras anônimos 80, 81
Aleve 108
alicates de unha, como forma de transmissão 18
All My Children (programa de TV) 33, 42
Alter, Harvery 9
amitriptilina 107
amônia, altos níveis de 40
anabolizantes 18
analgésicos 40, 65, 108
anemia 63
    como efeito colateral 63, 72, 83, 97, 101
    hemolítica 63, 72
anestesia, para biópsia hepática 31, 38, 40
ansiedade 34, 38, 44, 72, 92, 103, 115
antiácidos 101, 119
antibiótico 16, 102
antidepressivos 70, 81, 82, 104, 107, 118, 119, 129

aparência durante o tratamento 4, 37, 114, 115
apoio aos portadores do HCV 154
ARN 124
asiáticos, tratamento de hepatite C 126
atitude
   em relação à doença 66, 71, 73, 76, 80, 84, 86, 153
   em relação a viciados 27, 81, 126
ativista da campanha contra o HCV xi, xii, 145, 147, 160, 177
automedicação 72
autopiedade 79
avanços 61
   no conhecimento 16, 129, 147, 148

B

bancos de sangue, testes universais dos 9, 10, 11, 18
Benadril 102, 103
biópsia do fígado 23
   a importância 35
   aliviar a dor 33
   analgésicos para 33
   como interpretar a 46
   decisão 46
   persuadir pacientes a fazer 40
   resultados 46, 47

vídeos educativos incríveis sobre 41
Blade Runner, o caçador de androides (filme) 1
boca seca 102
bula 72
bupropiona 108

C

cafeína 107
CalHEP xi, 148, 149, 162, 163
Califórnia, programas de conscientização 141, 142, 146, 148, 149
campanha(s) de conscientização
   contra a hepatite C 141
   em estados norte-americanos
      Califórnia 7, 142, 146, 148, 162
      Flórida 146, 147, 158
      Georgia 146
      Illinois 147, 159
      Iowa 147, 159, 160
      Novo México 147, 160
      Pensilvânia 146, 147
      Texas 147, 161, 162
   nos Estados Unidos 142, 158
   pública 134, 162
Campbell, Joseph 43
câncer
   de fígado 12, 28, 54, 65, 89, 94, 135, 146, 149, 177

interferon e 51, 54, 63
cápsula do fígado 38
cardo de leite 104
carga viral 26, 27, 37, 45, 83, 86, 97, 98, 127
Caring Ambassadors 145, 153, 177
    Hepatitis C Program 153
caso, supervisão do 142
caucasianos, tratamento de hepatite C em, 125, 126
caxumba 24
cegueira 27, 99
Center for Disease Control (CDC) 9, 75
Centers for Medicare & Medicaid Services 155
Centrais de informação *on line* 153
Chiron 9
Chris (viciado/sóbrio) 3, 4, 5, 11, 12, 22, 23, 32, 34, 42, 43, 44, 45, 52, 53, 54, 59, 60, 74, 75, 78, 79, 90, 99, 100, 110, 111, 118, 119, 122, 134
cicatrização 126
    na cirrose 126
    na fibrose 45
cirrose 12, 22, 28, 35, 36, 37, 40, 43, 45, 47, 48, 70, 83, 86, 90, 102, 126, 135, 136, 146
    biópsia do fígado 45
    diagnóstico 31, 48

encefalopatia 40
fibrose septal focal e 45, 47, 86
impacto no tratamento de hepatite C 38, 126, 146
cirurgia cardíaca 9
citalopram 103
Clarke, Janet 96, 99
Clements, Barry 178
clonagem da hepatite C 9, 16
Coates, Stacey 63
Coburn, Tom 145
cocaína 8, 18, 129, 136
coceiras na pele 82
cochilo 107
Código de Assassinos (filme) 111
coinfecção 126, 143
    com o HIV 126
complicações 34, 39, 146
concentração 113
confusão 72, 83
conscientização xii, 26, 134, 141, 144, 145, 148, 153, 162, 177
    pública, campanhas de 134, 162
contra a hepatite C
    luta 77, 124
    ribavirina 62
couraça emocional 131
cozinheiros 2
crack 18, 129, 136
crescimento, hormônios de 18
crise na saúde pública 15, 134, 148, 149

183

culpa 12, 13, 28, 67, 69, 70, 79, 101, 103, 117, 150
cura espontânea 25, 26
custo 25, 48, 54, 127, 146, 162

D

Demerol 31, 32, 33, 34
depressão 3, 46, 72, 74, 82, 98, 101, 103, 107
depressão bipolar 82
desespero 100, 150
detentos
    como doadores de sangue 10
    infectados com hepatite C 10
diafragma, pefuração do (durante biópsia hepática) 39, 40
diagnósticos de hepatite C 70
    aguda 126
    biópsia hepática 29, 39, 41, 46
    crônica 23, 163
    exames, ver exames de hepatite C 24
    momento 53, 98, 124
distração e drama 109, 110
DNA 94, 124
doação de sangue, detentos 10
doença
    avançada do fígado 98
    hepática em estágio avançado 48, 89
drama e distração 109, 110

drogas injetáveis 10, 11, 18, 24, 48, 75, 159
Dymally, Mervyn 148

E

educação pública, campanhas de xii, xiii, 134, 141, 145, 148, 153, 160, 162, 177
efeitos colaterais
    do tratamento 63, 72, 82, 83, 84, 87, 95, 99
    psicológicos do tratamento
        agitação 100
        ansiedade 72, 103, 115
        confusão 72, 83
        depressão 3, 72, 82, 98, 101, 103, 107
        dificuldade de concentração 113
        fadiga 12, 41, 72, 111, 123
        histórias horríveis 65
        insônia 33, 72, 103, 107
        irritabilidade 72, 103, 111, 114, 117, 123
        isolamento 68
        mania 72, 82
        psicose 72, 103
        raiva 67, 68, 131
    sexuais do tratamento 74
Egito, hepatite C no 15
Ehrhardt, Earl 146
encefalopatia hepática 40

endocardite 2
endorfinas 105
enfermeiras 92, 96, 108, 177
enzimas do fígado 8, 10, 13, 17
equipamento esterilizado
    programas de troca de agulhas 162, 163
    seringas 26
    uso seguro de agulhas 154
eritropoetina 97
erupções cutâneas 99, 123
escova de dente, como forma de transmissão 68, 74
espaçamento da dosagem dos comprimidos 101
esquizofrenia 28
estabilizadores do humor 107, 119
esterilizada, seringa 26
esteroides 102
estimativas de contágio 15
    em usuários de drogas 27
estreptomicina 16
estudos clínicos 54
    busca e inscrição 156
    para o tratamento de hepatite C 54, 55
etnia, como fator de influência no resultado do tratamento de hepatite C 125
exames 1, 5, 8, 13, 17, 18, 24, 25, 26, 27, 28, 29, 35, 37, 48, 61, 63, 83, 86, 109, 144, 153, 159, 160, 162, 163
    de anticorpo 13, 22, 24
    de sangue durante o tratamento 63, 83, 86
    dos bancos de sangue 9, 10, 11, 18
exercício
    a importância do 105
    aula de Vinyasa Yoga 56, 105, 108
    para diminuir os efeitos colaterais 87
experiências transformadoras 138
exposição à 10, 25, 26
Extra (programa de TV) 56, 108, 109, 112

F

fadiga 48
    como efeito colateral do tratamento 72, 111
    e hepatite C 12, 41, 48, 74, 111, 123
falência hepática 4, 28, 71, 104, 149
falta de informação xii, 14, 15, 17
família 109
    atitudes em relação à doença xi, 44, 65, 66, 67, 68, 76, 85, 116, 117
    nas redes de apoio 68
Family and Medical Leave Act 157

fatores
  de coagulação 18
  de risco hepatite C 18, 19, 75
feridas ulcerosas 91, 100, 101
ferimentos com agulhas 11, 18
ferro, e os resultados do tratamento de Hepatite C 63, 127
fibrose 45
  biópsia hepática 39
  estágio 47
  septal focal 45, 47, 86
fígado, hepatologista 21

G

Galindo, Larry 39, 40, 178
gastroenterologista 46, 70
genótipo 1 23, 52, 87, 124, 125, 149
genótipo 2 23, 29, 48, 52, 54, 125, 149
genótipo 3 29, 125
genótipo 4 125
Georgia 146
gordura no fígado, e resultados do tratamento de hepatite C 127
Grossi, Joanne 147
grupos de reabilitação 76, 77, 133

H

Harvard Medical School vii, 9, 32
hemodiálise 18
hemofílicos 9
hepatite A 2, 9, 41, 154, 158, 160
hepatite B 2, 10, 158
hepatite C 31, 33, 35, 36, 37, 41, 42, 44, 46, 47, 48, 49, 51, 54, 55, 56, 58, 59, 60, 62, 64, 153, 154, 160, 162, 163
  aguda 126
  crônica xiii, 23, 27, 28, 62, 163
  grupos de tratamento
    como encontrar estudos clínicos 156
    grupo original 135
    informações 153, 154, 158
    novos pacientes 8, 92, 96
    sessões de perguntas e respostas 87
  testes nos bancos de sangue 11
hepatite não-A e não-B 9, 10
Hepatitis C Epidemic Control and Prevention Act 144
Hepatitis C University 154
Hepatitis Education Project 145, 177
hepatologista 21
Hep C STAT! 134
heroína 70, 129, 133, 136, 139
higiene, hepatite A e 2
HIV 1, 2, 5, 18, 26, 37, 68, 74, 124, 126, 134, 143, 146, 154, 158, 159, 160, 161, 163
  carga viral 37

coinfecção com HCV 126
e hepatite 68, 124
exames de 1
transmissão do 18
HMO 128
Help 155
Houghton, Michael 9
Huizenga, Rob 1, 5, 6, 11, 12, 13, 21, 60

I

ibuprofeno 108
ICN Pharmaceuticals 62
idade e resultados do tratamento de hepatite C 139
Illinois, campanhas de conscientização em 147, 159
inflamação 47, 126
inibidores
    de polimerase 129
    de protease 129
insônia 72, 103, 107
intenção xii
interferon 51, 52, 53, 54, 58, 61, 63, 65, 70, 72, 74, 76, 82, 83, 84, 85, 86, 90, 91, 94, 97, 98, 99, 100, 101, 102, 103, 104, 107, 110, 111, 113, 114, 115, 117, 119
    administração do 3
    câncer e 51
    consenso 129
    contagem de leucócitos 101
    de ação prolongada 129
    de consenso 129
    descoberta do 51
    dosagem 101
    efeitos colaterais do tratamento 82, 104
    peguilado 51, 62, 94, 135
    programas das companhias farmacêuticas 134
    resistência à medicação e 129
Iowa, campanhas de conscientização em 147, 159, 160
irritabilidade 72, 103, 111, 114, 117, 123
Isaacs, Alick 62
isolamento 68

K

kava kava 104
Kennedy, Edward M. 144, 177
Kenney Jr, George T. 147
Koch, Robert 16
Kurth, Don 80, 81

L

Laetrile 104
Lasker Award 9
latinos, tratamento de hepatite C em 126
Lindenmann, Jean 62
Los Angeles Raiders 1

M

mães, transmissão da hepatite C no parto 11, 18, 19, 145
Maginnis, Tim 135, 178
mania 72, 82, 100
mãos, lavar as 2
McNeil, Chris 41, 178
mecanismos de defesa 80, 130
Medicaid 102, 155
medicamentos antipsicóticos 28
Medicare 155
medicina do vício vii, 7, 64
meditação 105
medo do tratamento 3
memória, problemas de 5, 84, 113
mental, doença 136, 137
metadona 70, 83, 91, 136, 147
método socrático de ensino 93
mirtazapina 107
Monto, Alex 41
morte
    confronto com a 73, 77
    hepatite C como a "doença silenciosa" 14, 17
    pensamentos suicidas 118
    por biópsia hepática 40
    por hepatite C 45, 90, 102, 119, 146, 177
moscas volantes 99
Motrin 108

N

não-A, não-B hepatite 9, 10
Narcóticos Anônimos 80
National Institute of Health (NIH) 9
natureza do vício 27
    abstinência e 8
    autodescoberta durante a recuperação 43
    desafios do tratamento de 135
    vergonha de 14
náusea 82, 101, 119
navalhas, como forma de transmissão de hepatite C 18
negação 122
Nevada, práticas médicas inseguras 144
New England Journal of Medicine 63
Ninburg, Michael 145, 177
Noguchi, Hideyo 16
Novo México, campanhas de conscientização no 147, 160
novos casos por ano 10, 15
nucleus accumbens 27
número de pessoas expostas 10

O

olhos ressecados 102
Organização Mundial de Saúde (OMS) 16

Organization to Achieve Solutions in Substance-Abuse (O.A.S.I.S.) vii, 87, 155

P

pacientes de hepatite C 70, 86, 115, 137, 150, 163
pacientes "normais" e pacientes marginalizados 60
paramédicos 145
parto, transmissão da hepatite C no 11, 19, 145
Patient Advocate Foundation 156
Paxil 82
PCR (reação em cadeia pela polimerase) 26
peguilado, interferon 51, 62, 135
pele ressecada 102
penicilina 16
pensamentos suicidas 118
pensão por invalidez 156
Pensilvânia, campanhas de conscientização na 146, 147
peso do paciente 86
plaquetas sanguíneas 72, 101
pomada à base de cortisona 102
pomadas para a pele 101, 119
população carcerária
    como doares de sangue 10
POS 128
preservativos 19
prevenção 154, 158, 159, 160

problemas de visão 102
programa(s)
    contra a hepatite A 142, 154, 158, 160
    contra a hepatite B 142, 158
    contra a hepatite C 142, 160, 162
    de conscientização na Flórida 146, 147, 158
    de desintoxicação 28
    de prevenção 154, 159
    de reabilitação 80
    de vigilância 142, 147, 150, 163
    em estados norte-americanos 7, 142, 143, 147, 154, 158, 159, 160, 161, 162, 163
    norte-americanos 142
psicose 72, 103

Q

queda de cabelo 75, 91, 100, 115, 123
questões relacionadas a seguro saúde 155
quetiapina 107
quimioterapia 63, 114

R

raiva 60, 67, 68, 78, 131
reação em cadeia pela polimerase (PCR) 26

recuperação 2, 65, 80, 81, 108
  grupos de, na rede de apoio 80, 114
regeneração do fígado 36
reinfecção 26
remédios anti-rejeição 89
resistência à medicação 129
resultado do tratamento da hepatite C 125, 127, 137
ribavirina 51, 52, 61, 62, 63, 74, 82, 83, 85, 86, 94, 97, 99, 100, 101, 103, 104, 119, 122, 125, 130
  administração da 86
  dosagem 101
  efeitos colaterais 63, 101
  resistência à medicação e 130
Rockefeller Institute 16
RVP (resposta virológica precoce) 87, 98, 119
RVR (resposta virológica rápida) 98
RVS (resposta virológica sutentada) 23, 87, 93, 94, 98, 102, 122, 123, 124, 125, 135

S

saliva 102
Sandt, Lorren 145, 177
sarampo 24
Schering-Plough Corporation 63, 71
Schuman, Carolyn 7
Schwarzenegger, Arnold 112, 142
segundo tratamento 129
seguro saúde 155
  assistência médica 156, 160
  invalidez 127, 156, 157
sêmen 74, 75
sem-teto 7, 17, 71, 81, 102, 129, 133
septal focal, fibrose 45, 47, 86
sexo seguro 74
Shriver, Maria 56
sífilis 16
síndrome
  de abstinência 8
  de Vogt-Koyanagi-Harada 102
sintomas
  de gripe, no tratamento de hepatite C 51, 62, 99, 101, 110, 111
  de hepatite C 12, 28, 41, 62, 85, 104
sistema imunológico 25, 27, 36, 37, 51, 62, 89, 125, 130
  hepatite C 36, 37, 62
  interferon 62
  transplantes de órgão e o 89
sistemas de apoio
  família 67, 68, 76
  grupos de reabilitação 2, 76, 77, 133, 150
  importância dos 95
  on-line 156
Sloan-Kettering Institute 9

Smith, Amy 60, 178
soníferos 107, 119
sono 106, 107
suplementos à base de ervas 104
Swain, Mark 123
Sylvestre, Diana vii, xiii, 148, 179
Symptoms of withdrawal vii, 133

T

tatuagens na transmissão da hepatite C 18
The Benefit Eligibility Screening Tool (BEST) 156
tipos de paciente 81
tireoide, problemas de 72
tomografia computadorizada 35
trabalho
    auxílio-invalidez 127
    perda do emprego durante o tratamento 127
transcriptase reversa 124
transfusão de sangue
    após biópsias hepáticas 39
    como fator de risco para hepatite C 10, 14
transmissão
    da hepatite C 18, 19
        cirurgia cardíaca 9
        navalhas 18
        no parto 11, 19, 145
        por drogas injetáveis 10, 11, 24
        por escovas de dente 18, 75
        por relações sexuais 18, 19, 75
        por seringas não esterilizadas 26
        por tatuagens 18
        por transfusão de sangue 10
        resistência ao 130
        Treponema pallidum 16
    de doenças 26
    sexual da hepatite C 19, 74, 75
transplante de órgãos
    fígado 89, 90, 91, 146
    remédios anti-rejeição 89
tratamento
    de alcoolismo e vício 163
    de hepatite C 3, 16, 31, 33, 44, 70, 71, 72, 77, 79, 81, 82, 83, 86, 87, 90, 91, 99, 100, 101, 102, 103, 107, 108, 110, 113, 117, 119, 124, 126, 129, 130, 131, 137, 146, 151, 48, 53, 54, 55, 56, 58, 59, 61, 63, 66, 67
        acesso a médicos durante o 92, 119, 124, 137
        acompanhamento dos casos 86
        adesão 137
        aparência durante o 4, 114, 115
        biópsias hepáticas 63

continuação do 89
custos do 48, 54, 127
desempenho sexual 74
duração do 54, 86, 130
eficácia do 146
estágio inicial 48
estudos clínicos 54
exames de sangue
  durante o 63, 83
histórias horríveis 65
índices de cura 126, 149
novos remédios para 54, 130
o fim do 87, 93, 96, 98
pacientes que não
  respondem ao 98
populações especiais 130
preparação para o 84
relutância em iniciar o 55
RVP (resposta virológica
  precoce) 87, 98, 119
RVR (resposta virológica
  rápida) 98
RVS (resposta virológica
  sutentada) 23, 87, 93, 94, 98, 102, 122, 123, 124, 125, 135
segundo tratamento 129
trabalho e 11, 81, 96, 97, 108, 111, 112, 113
transplante de fígado 3, 89, 90, 91, 149, 177
drogas 7

HIV 163
de hepatite C 67
trazodona 107
Treze dias que abalaram o mundo (filme) 1
tuberculose 16
Tylenol Noite 107

U

ultrassonografia 35
United Policyholders 157
US Department of Labor 157
  Employee Benefits Security 157

V

Valium 33, 71, 134
venlafaxina 108
vergonha 4, 14, 27, 69, 80, 151
veteranos 55, 145
viciados em drogas
  atitudes em relação a 27, 81, 126
  estimatvas sobre a duração da infecção de hepatite C 48
  programas de tratamento 7, 163
Vierling, John 21, 22, 23, 31, 32, 34, 43, 44, 45, 51, 52, 53, 54, 55, 58, 60, 82, 95, 96, 98, 108, 118, 119, 122

vigilância, programas de 142, 147, 150, 163
Vinyasa Yoga 105
vírus respiratório sincicial 62
visão turva 102
vitamina C 104

W

Wallace, Gerard 37, 178
Witkowski, Joseph 62

Y

yoga 56, 105, 108